A CONSULTA PEDIÁTRICA PRÉ-NATAL
UM GUIA PARA ANTECIPAR CONDUTAS PREVENTIVAS
2ª EDIÇÃO

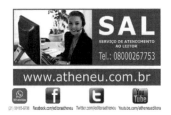

A CONSULTA PEDIÁTRICA PRÉ-NATAL

UM GUIA PARA ANTECIPAR CONDUTAS PREVENTIVAS

NORMEIDE PEDREIRA DOS SANTOS FRANÇA

2ª EDIÇÃO

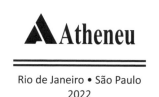

Rio de Janeiro • São Paulo
2022

EDITORA ATHENEU

São Paulo — Rua Maria Paula, 123 – 18º andar
Tel.: (11) 2858-8750
E-mail: atheneu@atheneu.com.br

Rio de Janeiro — Rua Bambina, 74
Tel.: (21) 3094-1295
E-mail: atheneu@atheneu.com.br

CAPA: Equipe Atheneu
PRODUÇÃO EDITORIAL: MWS Design

CIP-BRASIL. CATALOGAÇÃO NA PUBLICAÇÃO
SINDICATO NACIONAL DOS EDITORES DE LIVROS, RJ

C775
2. ed.

A consulta pediátrica pré-natal : um guia para antecipar condutas preventivas / editora Normeide Pedreira dos Santos França. - 2. ed. - Rio de Janeiro : Atheneu, 2022.
: il. ; 24 cm.

Inclui bibliografia e índice
ISBN 978-65-5586-459-5

1. Perinatologia. 2. Feto. 3. Diagnóstico pré-natal. 4. Cuidado pré-natal. I. França, Normeide Pedreira dos Santos. II. Título.

22-76062   CDD: 618.24
                  CDU: 618.2

Gabriela Faray Ferreira Lopes - Bibliotecária - CRB-7/6643
15/02/2022   18/02/2022

França, N.P.S.
A Consulta Pediátrica Pré-natal – Um Guia para Antecipar Condutas Preventivas – 2ª edição

©Direitos reservados à Editora atheneu – Rio de Janeiro, São Paulo, 2022.

Editora

Normeide Pedreira dos Santos França

Graduada em Medicina pela Escola Baiana de Medicina e Saúde Pública (1985), CRM 8227-BA. Especialista em Pediatria (1994), RQE 5491, com área de atuação em Infectologia Pediátrica (2002) RQE 5493. Mestre em Medicina Interna pela Escola Baiana de Medicina e Saúde Pública (2006). Doutora em Medicina e Saúde Humana pela Escola Baiana de Medicina e Saúde Pública (2014). Professora Adjunta de Pediatria do Curso de Medicina da Universidade Estadual de Feira de Santana – UEFS (desde 2005). Membro da Sociedade Brasileira de Pediatria – SBP. Secretária do Departamento Científico de Pediatria Ambulatorial da SBP (2019-2022). Coordenadora do Programa de Gestão de Consultório da SBP (2016-2019). Coordenadora do *site* Pediatria para Famílias da SBP (2016-2019). Segundo Vice-presidente da Sociedade Baiana de Pediatria – SOBAPE (2013-2015 e 2015-2017). Membro da Diretoria da Sociedade Brasileira de Imunizações – SBIm (2015-2016). Presidente da Sociedade de Pediatria de Feira de Santana (SOPEFS) – 2010-2013 e 2013-2016. Responsável Técnica pela Clínica de Vacinação SERVAC. Autora dos livros: *A Criança Passo a Passo* (Editora Atheneu, 2013) *A Consulta Pediátrica Pré-natal* (Editora Atheneu, 2018) e *Bookvac* (Editora Zarte, 2019).

"O futuro dependerá daquilo que fazemos no presente."

Mahatma Gandhi

Dedicatória

Dedico este guia aos colegas que exercem a arte
da Pediatria em consultório, construindo vínculos
com as famílias e influenciando positivamente
a saúde do futuro adulto, através de medidas
de prevenção e de promoção à saúde.

Agradecimentos

À querida Profa. Dra. Luciana Rodrigues Silva, pelo prefácio da primeira e da segunda edição.

Ao querido colega Dr. Tadeu Fernando Fernandes, por apresentar esta segunda edição à comunidade pediátrica.

Ao Dr. Marcílio Leite, especialista em Medicina Fetal, pelo auxílio com a bibliografia referente ao desenvolvimento fetal, leitura do texto e valiosas sugestões que enriqueceram o texto final.

À Profa. Lucília Navarro (psicóloga), pela revisão e sugestões nos Capítulos 10 e 11, e pelo auxílio com a bibliografia referente aos mesmos.

Às gestantes/mães, que gentilmente contribuíram com os seus depoimentos para enriquecer este material.

À minha família, sempre presente em todos os meus projetos de vida.

Apresentação à 2ª edição

É com muita honra que faço a apresentação desta obra da notável pediatra, infectologista e amiga Profa. Dra. Normeide Pedreira dos Santos França.

Esta nova edição do consagrado e pioneiro livro *A Consulta Pediátrica Pré-natal – Um Guia para Antecipar Condutas Preventivas* mostra o vanguardismo dessa pediatra, sempre preocupada com a saúde de nossas crianças.

Posso afirmar que Normeide é pioneira nessa luta pela inserção do pediatra no terceiro trimestre do pré-natal, uma oportunidade única de antecipação de riscos e um dos pilares da tríade para a redução da morbimortalidade neonatal, juntamente com a assistência ao recém-nascido (RN) em sala de parto e a consulta pós-natal dentro da primeira semana de vida.

A obra *A Consulta Pediátrica Pré-natal – Um Guia para Antecipar Condutas Preventivas* direciona e transmite os principais ensinamentos destinados à consulta da gestante com pediatra no pré-natal, época fundamental para as orientações preventivas, inclusive no ponto de vista da conexão emocional, um passo importante para a prevenção do estresse tóxico gestacional, que tanto interfere no desenvolvimento cerebral e aumenta os riscos de distúrbios do sono, dificuldades de aprendizagem e problemas do comportamento na infância.

É uma fase importante também para a programação metabólica do bebê, fato ricamente documentado na literatura científica, que pode influir de modo decisivo no desenvolvimento das doenças cronicodegenerativas na vida adulta.

A autora se preocupa, neste livro, com todas as esferas que possam afetar a vida presente e futura da criança, envolvendo a alimentação materno-infantil, o maravilhoso aleitamento materno e o monitoramento dos primeiros e fundamentais passos do crescimento e desenvolvimento desse indefeso e frágil ser: a criança.

Ela aborda também, de modo brilhante, os cuidados com a imunidade da criança, principalmente no que tange ao *compliance* de todas as vacinas disponíveis e acessíveis atualmente em nosso país.

Enfim, podemos dizer que este livro é um marco na literatura médica brasileira, para nós, uma fácil previsão: será um sucesso!

Parafraseando a letra musical de um conhecido grupo brasileiro do *"axé music"*, finalizo a apresentação deste livro "...foi bem feito, lógico, a Bahia só tem coisa boa!".

E uma dessas coisas boas da Bahia é a nossa colega Normeide Pedreira dos Santos França.

Tadeu Fernando Fernandes
CRM-SP 46876 – RQE 55494
Especialista em Pediatria pela Sociedade Brasileira de Pediatria – SBP.
Especialista em Pediatria pela Associação Médica Brasileira – AMB.
Presidente do Departamento Científico de Pediatria Ambulatorial da SBP.

Apresentação à 1ª edição

Depois de ter escrito um guia para acompanhar crianças passo a passo, do nascimento aos cinco anos, Dra. Normeide acrescenta nas suas orientações um guia que ajudará as mães de primeira e de muitas viagens nas suas dúvidas sobre o período pré-natal. A possibilidade de interagir com um profissional que pode identificar de forma tranquila e segura os possíveis eventos ocorridos antes do nascimento que podem modificar o desfecho pós-natal e atuar positivamente sobre eles é de grande valia.

Os depoimentos iniciais do livro dispensariam as apresentações. Mamães declarando que "cada experiência pode ser única", "mesmo as pessoas mais informadas necessitam de respostas às suas próprias perguntas", "amamentar não é a única forma de manifestar amor", "mesmo gestações planejadas, e sem intercorrências se beneficiam da consulta pediátrica pré-natal, auxiliando mães e pais a chegarem ao parto sem estresse" são esclarecedoras e têm um grande significado de acolhimento, carinho e orientação para situações novas, desconhecidas ou que mesmo já vividas em momentos diferentes de nossas vidas, representam um desafio a ser vencido, sobretudo quando estamos vivendo a maravilhosa e inquietante aventura de ter filhos.

Parabéns, Normeide, por mais este trabalho!

Regina Célia de Menezes Succi
Professora Associada, Livre-docente de Pediatria da Escola Paulista de Medicina da Universidade Federal de São Paulo – Unifesp.
Membro do Departamento de Infectologia da Sociedade Brasileira de Pediatria – SBP.

Palavras da Autora

A Consulta Pediátrica Pré-natal – Um Guia para Antecipar Condutas Preventivas permanece como o único livro com essa temática em nosso país.

A primeira edição resultou da constatação de uma lacuna na literatura nacional referente a fontes sobre esta intervenção e apresentou aos pediatras um roteiro de orientação e apoio para a inserção e realização desta consulta em sua rotina assistencial.

É uma grande alegria proporcionar à comunidade pediátrica esta segunda edição, atualizada e ampliada, com novas informações, dentre as quais alguns conhecimentos sobre epigenética, os primeiros 1.100 dias de vida, determinantes sociais da saúde, teratogênese, o plano de parto, o puerpério feminino e masculino, os transtornos do espectro alcoólico fetal e a COVID-19 no contexto das infecções perinatais e da vacinação das gestantes e puérperas.

Esta segunda edição pretende contribuir para a consolidação da consulta pediátrica pré-natal na rotina dos pediatras brasileiros. Tem ainda a pretensão de inspirar a classe pediátrica a reivindicar às autoridades da saúde a inserção desta intervenção nas rotinas do Sistema Único de Saúde (SUS), o que representará um grande avanço na redução da morbimortalidade de crianças brasileiras, particularmente no período perinatal, por se configurar em uma ação que, dentre tantas atribuições, favorece o aleitamento materno e uma parentalidade com responsabilidade e afeto.

Aproveitem a leitura!

Normeide Pedreira dos Santos França

Prefácio à 2ª edição

Com alegria e orgulho renovados, vemos nascer a 2ª edição deste livro idealizado e concretizado pela Profª. Normeide Pedreira dos Santos França. O pediatra é um médico diferenciado, pois tem a tarefa de assistir as crianças e os adolescentes nas enfermidades que se apresentam nesse período da vida e, também, orientar e ensinar os métodos preventivos que possam melhorar a qualidade de vida dos seus pacientes e familiares. Temos lutado pela presença do pediatra em todos os níveis de atenção, seja primária, secundária, terciária ou quaternária, pois esse é o profissional capacitado para tal. Além disso, o pediatra deve sistematicamente fazer a consulta pré-natal para esclarecer dúvidas, tranquilizar os pais, orientar bons hábitos de vida, e, sobretudo, iniciar o processo da pedagogia da prevenção de maneira clara e simples, fortalecendo os papéis da mãe e do pai, sempre. Com serenidade e empatia, o bom pediatra nessa consulta pré-natal estabelece o vínculo com os pais e faz orientações adequadas, que devem ser refletidas pelo casal.

Na atualidade, em meio a muitas informações erradas ou *fake news*, a informação correta é preciosa, pois ajuda na avaliação crítica dos pais sobre as decisões e escolhas melhores para seus filhos. O profissional mais preparado para exercer essa função, reiteramos, é o pediatra, pois nessa atuação é ele que protagoniza essa orientação! Continuaremos a lutar para que todas as crianças tenham o seu pediatra para acompanhá-los, desde a consulta pré-natal, até o final da adolescência, em todo o seu processo de crescimento e desenvolvimento, para que possam alcançar o seu potencial.

Aproveitem, pois, este belo trabalho, que certamente contribuirá para o aperfeiçoamento constante em prol do futuro dos nossos pacientes pediátricos.

Luciana Rodrigues Silva
Presidente da Sociedade Brasileira de Pediatria – SBP.
Vice-presidente da Associação Médica Brasileira – AMB.
Professora Titular de Pediatria da Universidade Federal da Bahia – UFBA.

Prefácio à 1ª edição

Este livro surge em um momento extremamente oportuno, quando lutamos para ampliar a atuação do pediatra na atenção primária, secundária e terciária em todos os cenários nos quais as crianças e os adolescentes sejam assistidos. Além disso, enfatiza a importância da consulta com o pediatra no pré-natal, período fundamental para que sejam iniciadas as orientações preventivas para os pais quanto à sua relação com a criança que vai nascer, tanto do ponto de vista de conexão emocional, quanto com relação à alimentação e sobretudo ao aleitamento materno, ao sono, às etapas do desenvolvimento, às imunizações e às principais doenças da fase neonatal. Nessa consulta, pode começar a conexão mais próxima dos pais com o pediatra que vai acompanhar a criança e conhecer o ambiente que irá envolvê-la.

O pediatra é o único profissional habilitado a cuidar das doenças das crianças e adolescentes e também a prevenir as principais afecções em curto e longo prazo, agindo como educador das famílias quanto à saúde, à alimentação adequada, ao estímulo cognitivo, à educação física e aos hábitos saudáveis. O bom pediatra pode trazer reflexões importantes para os pais e responder às dúvidas que estes tenham quando esperam o nascimento de seus filhos.

A informação adequada pode mudar a realidade e colaborar com grande impacto na saúde dos pacientes pediátricos, cuidando do futuro do nosso país de forma comprometida e séria.

Parabéns à Profª Normeide Pedreira por este belo trabalho, que certamente contribuirá para o aperfeiçoamento dos pediatras brasileiros.

Luciana Rodrigues Silva
Professora Titular de Pediatria da Universidade Federal da Bahia – UFBA.
Presidente da Sociedade Brasileira de Pediatria – SBP.
Membro da Academia Brasileira de Pediatria – ABP.

Abreviaturas e Siglas

ACIP = *Advisory Committee on Immunization Practices*
AINES = Anti-inflamatórios não esteroides
AM = Aleitamento materno
ANS = Agência Nacional de Saúde Suplementar
Anti-HBs = Anticorpo contra o antígeno de superfície do vírus B da hepatite
Anti-VHC = Anticorpo contra o vírus C da hepatite
AZT = Zidovudina
BLH = Banco de Leite Humano
CDC/EUA = Centro de Prevenção e Controle de Doenças dos Estados Unidos da América
CMV = Citomegalovírus
COVID-19 = *Coronavirus Disease* 2019
CRIEs = Centros de Referência de Imunobiológicos Especiais
CV = Carga viral
DESAF = Distúrbios do Espectro da Síndrome Alcoólica Fetal
DFTN = Defeitos do fechamento do tubo neural
DHEG = Doença hipertensiva específica da gestação
DOHaD = *Developmental Origins of Health and Disease*
DPI = Doença pneumocócica invasiva
DPP = Data provável do parto
dT = Vacina combinada contra difteria e tétano
dTpa = Vacina combinada contra difteria, tétano e coqueluche acelular
dTpa-IPV = Vacina combinada contra difteria, tétano, coqueluche acelular e poliomielite inativada
DUM = Data da última menstruação
EEG = Eletroencefalograma
ELISA = *Enzyme Linked Immuno Sorbent Assay* – ensaio imunoenzimático
EV = Endovenoso
FDA = *Food and Drug Administration*
FOS = Fruto-oligossacarídeos
FTA-Abs = *Fluorescent treponemal antibody absorption*
GOS = Galacto-oligossacarídeos
HAS = Hipertensão arterial sistêmica
Hb = Hemoglobina
HBeAg = antígeno e do Vírus B da Hepatite

HBIG = imunoglobulina anti-hepatite B
HBsAg = Antígeno de superfície do vírus B da hepatite
HCV = Hepatite pelo vírus C
HIV = Vírus da imunodeficiência humana
HPV = Papiloma vírus humano
HSV 1 e 2 = Herpes simples vírus 1 e 2
Ht = Hematócrito
HTLV I e II = Vírus linfotrópico de células T humanas I e II
IECA = Inibidores de enzima conversora da angiotensina
IF = imunofluorescência
IG = Idade gestacional
IgA = Imunoglobulina A
IgE = Imunoglobulina E
IgG = Imunoglobulina G
IgM = Imunoglobulina M
IH = inibição da hemaglutinação
IST/aids = Infecções sexualmente transmissíveis/aids
ITU = Infecção de trato urinário
LA = Líquido amniótico
LCR = Líquido cefalorraquidiano
LER = Lesões por esforço repetitivo
LM = Leite materno
LME = leite materno exclusivo
MHATP = Micro-hemaglutinação passiva para o *Treponema pallidum*
MMWR = *Morbidity and Mortality Weekly Report*
MS = Ministério da Saúde
NGS = Sequenciamento de Nova Geração
NVP = Nevirapina
O_2 = Oxigênio
OMS = Organização Mundial da Saúde
PC = Perímetro cefálico
PNAISH = Política Nacional de Atenção Integral à Saúde do Homem
PNI = Programa Nacional de Imunizações
RAL = Raltegravir
RCIU = Restrição de crescimento intrauterino
RN = Recém-nascido
RN GIG = Recém-nascido grande para a idade gestacional
RN PIG = Recém-nascido pequeno para a idade gestacional
RNA-PCR = Reação em cadeia de polimerase
RNPT = Recém-nascido pré-termo
RT-PCR = Reação em cadeia da polimerase em tempo real
RT-qPCR = Reação em cadeia da polimerase via transcriptase reversa
SAF = Síndrome Alcoólica Fetal
SARS-CoV-2 = coronavirus 2 da síndrome respiratória aguda grave
SBP = Sociedade Brasileira de Pediatria
SIDA = Síndrome da imunodeficiência adquirida
SN = Sistema nervoso
SNC = Sistema nervoso central

SpO$_2$ = Saturação periférica de oxigênio
SUS = Sistema Único de Saúde
TARV = Terapia antirretroviral
TORCHS = Grupo de infecções de possível transmissão vertical, representado por toxoplasmose, rubéola, citomegalovírus, herpes e sífilis
TR = Teste rápido
TV = Transmissão vertical
UCIN = Unidade de Cuidados Intermediários Neonatais
USG = Ultrassonografia
UTIN = Unidade de Terapia Intensiva Neonatal
VDRL = *Venereal Disease Research Laboratory*
VHC = Vírus da Hepatite C
WAO = *World Allergy Organization*

Sumário

Relatos de Experiência de Gestantes Que Vivenciaram a Consulta Pediátrica Pré-natal, 1

Introdução, 3

1. Inserção do Pediatra no Pré-natal — Quais São as Justificativas?, 5

2. Quais São as Contribuições do Pediatra nessa Consulta?, 7

3. A Programação Fetal, a Epigenética e os Primeiros 1.100 Dias de Vida – Implicações para o Futuro, 9

4. Quais São as Indicações da Consulta Pediátrica Pré-natal?, 15

5. Quais São os Conhecimentos Necessários ao Pediatra para Realizar essa Consulta?, 17

6. Exames Complementares no Pré-natal, 37

7. Transmissão Vertical de Infecções e Interpretação de Exames Complementares, 43

8. Antecipação de Riscos e Condutas — Quem É o Bebê Esperado e em Qual Contexto Familiar?, 61

9. Puerpério, uma Vivência Familiar, *65*

10. Como Preparar as Crianças para a Chegada do(s) Irmão(s)?, *69*

11. Comunicação de Notícias Difíceis e Assistência aos Pais de Crianças Malformadas, *73*

12. Consultas Pediátricas de Rotina — a Puericultura, *75*

13. A Consulta Pediátrica Pré-natal — Roteiro Prático, *79*

14. Orientações Que essa Consulta Deverá Gerar para as Famílias, *83*

15. O Quarto e o Enxoval do Bebê — Mais Que Beleza: Funcionalidade e Conforto, *89*

Referências Bibliográficas, *91*

Apêndices, *99*

Índice Remissivo, *107*

Relatos de Experiência de Gestantes Que Vivenciaram a Consulta Pediátrica Pré-natal

RELATO 1

"Minha gestação foi planejada e cercada de fontes de informação. Li muito, consultei a internet, fiz cursos de gestante e de amamentação, conversei bastante com amigas e com a obstetra. Mas percebi que mesmo as pessoas mais informadas necessitam de respostas às suas próprias perguntas, pois ainda restavam dúvidas e inseguranças. Conversei com meu marido e decidimos fazer a consulta pediátrica pré-natal. Foi um momento só nosso, sem o estresse do bebê chorando, sem estar no processo de amamentação e sem a preocupação de que o bebê não estivesse bem naquele momento. Além de nos orientar, a pediatra fez o nosso histórico de doenças e alergias na família e sobre a gravidez. Recebi orientações sobre a amamentação e os cuidados com o bebê (o sono, o choro, as cólicas, os banhos, a pele, o umbigo, as primeiras vacinas, os primeiros exames, o ambiente, dentre outros) e também fui orientada a cuidar do meu corpo e da minha alimentação. Pude conhecer antecipadamente a Pediatra que escolhi para ser meu braço direito nos cuidados com Luiza e com isso me senti muito mais segura. Recebi orientações impressas, as quais poderia rever em casa, se esquecesse algo. Depois do parto, a primeira consulta da minha filha foi um momento muito tranquilo, pois as minhas dúvidas já tinham sido esclarecidas. Planejamos ter um segundo filho e decidimos que, por ter sido uma experiência tão positiva, faremos outra vez a consulta pediátrica pré-natal, mesmo porque, com o tempo podemos esquecer algumas coisas e cada experiência pode ser única, não a repetição da anterior."

(Anna Paloma Ribeiro, médica oncologista, primigesta, mãe de Luiza.)

RELATO 2

"A gravidez aconteceu de repente e eu, esperando meu primeiro filho, descobri no pré-natal que tinha um exame positivo para um vírus, o HTLV, do qual nunca tinha ouvido falar. Fiquei assustada e triste com a informação de que não poderia amamentar o meu bebê, me sentindo incapaz e diferente das outras mulheres, principalmente porque mamei no peito por mais de dois anos e queria oferecer o mesmo ao meu filho. Fui encaminhada para a consulta pré-natal com infectologista pediatra, que me orientou sobre o vírus, como ele passa da mãe para o bebê e, o que foi mais importante, me ofereceu o apoio que me ajudou a superar a tristeza de não poder amamentar e a entender que existem outras formas de manifestar amor, quando não é possível dar o peito para o bebê mamar. Essa consulta me ajudou muito a chegar ao parto sem estresse e a organizar os cuidados que daria ao meu bebê depois que ele nascesse."

(D.O.S., 24 anos, dona de casa, primigesta, mãe de um menino saudável, não infectado pelo HTLV.)

RELATO 3

"Apresentei sorologias positivas para citomegalovírus e herpes I e II na gestação, o que me deixou muito preocupada. Tive a liberdade de discutir com a obstetra sobre a necessidade de uma consulta pré-natal com a pediatra, nesse caso, infectologista pediatra. Tal consulta foi essencial para esclarecimento das dúvidas que surgiram no curso da gravidez, principalmente relacionadas à possibilidade de reativação desses vírus, ao risco de transmissão vertical e às condutas no parto e após o nascimento. Saí mais segura com as informações e certamente a consulta pediátrica pré-natal foi de suma importância para que eu mantivesse uma gestação mais tranquila."

(C.M.F.A., 36 anos, médica pediatra, primigesta, em curso do terceiro trimestre de gestação.)

RELATO 4

"Tive uma gestação planejada, bem tranquila e sem nenhuma intercorrência. Por indicação de uma amiga decidi fazer uma consulta pré-natal com o Pediatra, quando estava com 35 semanas de gestação. Foi uma experiência muito válida e importante, inclusive me ajudando na escolha do pediatra para fazer o acompanhamento da minha filha. Por mais que tenha lido artigos e blogs na internet, ainda tinha algumas dúvidas e nessa consulta eu consegui esclarecê-las. Nessa consulta, recebi várias orientações que reduziram as minhas preocupações, sendo a amamentação a maior delas. As minhas mamas foram examinadas e eu fui orientada sobre os possíveis problemas iniciais com a amamentação e como contorná-los. Assim, consegui amamentar minha filha exclusivamente até os seis meses, quando voltei a trabalhar. Quando minha filha tinha três meses de idade eu produzia tanto leite que cheguei a doar para o banco de leite humano. Então, para mim foi muito importante ter feito essa consulta pediátrica como parte do meu pré-natal e eu recomendo para outras gestantes."

(Loraine Veiga, bióloga, trabalha na indústria farmacêutica, primigesta, mãe de Marina.)

Introdução

Prevenção e proatividade são importantes características da pediatria, com impacto na preservação da saúde e na redução da mortalidade infantil. Dentro desse contexto de práticas antecipatórias e com embasamento em evidências científicas, o pediatra assume papel importante no pré-natal, com a inserção da consulta no terceiro trimestre de gestação, a qual, associada à assistência ao recém-nascido (RN) em sala de parto e à consulta do RN dentro da primeira semana após o parto, representam importantes estratégias para redução de desfechos perinatais desfavoráveis.

A restrição de crescimento intrauterino (RCIU), definida como peso fetal abaixo do percentil 10 para a idade gestacional, ocorre em 7% a 15% das gestações, o que corresponde a 13 milhões de nascimentos por ano. Compromete o crescimento e o desenvolvimento no período pós-natal, configura-se em uma das principais causas de subnutrição na infância e está associada a aumento significativo da morbimortalidade perinatal. A ponderação de riscos para RCIU é uma das atribuições da consulta pediátrica pré-natal.

A inserção do pediatra no pré-natal é particularmente útil para auxiliar o obstetra no preparo da gestante para a amamentação e garantir o aleitamento materno (AM), a estratégia mais importante para promover a saúde física, mental e psíquica da criança. A Organização Mundial da Saúde (OMS) recomenda que os lactentes recebam AM com início dentro da primeira hora de vida, mantida de maneira exclusiva, nos primeiros seis meses e continuada até os 2 anos de idade.

Essa consulta oportuniza, ainda, a avaliação de doenças genéticas, infecciosas e de complicações secundárias a morbidades maternas, além da discussão sobre a evolução da gestação, o contexto familiar, as expectativas dos pais em relação ao nascimento, os riscos ambientais e os determinantes sociais da saúde.

Independentemente de ser a primeira gestação, marcada por experiências inéditas, ou uma gestação subsequente, quando o casal precisará administrar as demandas de atenção do RN com as necessidades dos outros filhos maiores, um encontro pré-natal inicia a construção do vínculo entre pais e pediatra e proporciona tranquilidade nesse período de dúvidas e inseguranças familiares com a chegada do bebê.

As orientações fornecidas nessa consulta auxiliarão os pais a serem competentes cuidadores de seus filhos, por meio da abordagem dos cuidados ao RN e de aspectos práticos relacionados à sua fisiologia, às necessidades nutricionais, aos riscos da automedicação, à prevenção de acidentes e de doenças e aos testes de triagem neonatal. Muitas famílias deixam de realizar esses testes e outras os fazem, mas não mostram os resultados ao pediatra, por desconhecerem a sua importância.

Tendências internacionais de prevenção de doenças infecciosas na infância apontam para uma atualização pré-concepcional do calendário de vacinação da mulher em idade fértil e à vacinação de familiares e cuidadores dos bebês que vivem com eles para protegê-los contra doenças que podem levar a desfechos desfavoráveis (hospitalização e óbito) em idade precoce, na qual ainda não podem se vacinar ou estão apenas parcialmente imunizados (estratégia casulo *["cocoon strategy"]*, orientada pela OMS).

Desse modo, a consulta pediátrica pré-natal se configura em uma oportunidade de construir vínculo com a família e de abordar múltiplos aspectos de prevenção e promoção da saúde da criança desde a vida intrauterina, devendo ser realizada rotineiramente, em todas as gestações, independentemente de serem classificadas como baixo ou alto risco. A construção antecipada desse vínculo com o pediatra certamente contribuirá para o resgate à puericultura, esquecida na atualidade por muitas famílias que só procuram assistência pediátrica em situações de urgência/emergência. Essa supressão da rotina de puericultura repercute negativamente sobre a saúde das crianças e, consequentemente, dos adultos que serão no futuro.

Apesar da documentação dos benefícios da consulta pediátrica pré-natal sobre a redução da morbimortalidade infantil, essa intervenção ainda é pouco realizada na rotina de consultórios pediátricos, mesmos em países desenvolvidos. De acordo com publicação americana, 78% dos pediatras dos Estados Unidos oferecem a consulta pré-natal, mas esse serviço é utilizado por 5% a 39% das famílias e é menos acessível ainda para gestantes pobres de áreas urbanas (menos de 5%), apesar do maior risco de desfechos adversos. No Brasil, as estatísticas são desconhecidas, mas podem estar aquém dos números americanos, por ser uma conduta recente, desconhecida pela população e até pelos obstetras, o que dificulta a busca espontânea e o encaminhamento das gestantes, bem como pela escassez de informações específicas para capacitação dos pediatras e por ser inacessível à maior parte da população, já que não está inclusa nas rotinas do Sistema Único de Saúde (SUS). Atualmente, o acesso limita-se ao setor privado e à saúde suplementar, com autorização da Agência Nacional de Saúde Suplementar (ANS) pela Resolução Normativa n° 387, de 02 de janeiro de 2016 (atendimento pediátrico à gestante no 3º trimestre: código 1.01.06.04-9; remuneração porte B).

Inserção do Pediatra no Pré-natal — Quais São as Justificativas?

☞ Objetivos

Justificar a inserção da consulta com o pediatra no terceiro trimestre de gestação na rotina, como uma antecipação de condutas de prevenção e promoção à saúde.

☞ Conteúdo

Atribuições do Pediatra na consulta pré-natal que justificam a sua atuação nessa fase da vida.

O cenário da assistência médica tem se modificado ao longo do tempo, com as medidas de prevenção e promoção da saúde assumindo posição de destaque cada vez maior em todas as idades.

A Perinatologia é a divisão da Medicina que compreende a assistência ao binômio materno-fetal desde 26 semanas após a fertilização até 28 dias após o nascimento, para viabilizar múltiplas e precoces possibilidades diagnósticas, preventivas e terapêuticas. Os conhecimentos e as tecnologias mais recentes permitem antecipar riscos desde a vida intrauterina e proporcionar à criança intervenções obstétricas, pediátricas, familiares e sociais, objetivando maior qualidade de vida e redução da morbimortalidade infantil. Nesse cenário, a consulta pediátrica pré-natal exerce alto impacto positivo.

São atribuições dessa consulta:

- Iniciar a assistência à saúde da criança antes do nascimento, de acordo com o conceito dos primeiros 1.000 dias de vida, representados pela soma do tempo decorrido desde a concepção até o final da gestação (270 dias) mais 365 dias do primeiro ano de vida mais 365 dias para completar 2 anos de idade;
- Esclarecer as dúvidas da família e propor estratégias para contornar as suas dificuldades;
- Oportunizar um vínculo afetivo-profissional precoce entre os pais e o pediatra, objetivando o resgate das famílias às consultas de puericultura;

- Estabelecer um canal de comunicação entre o pediatra e o obstetra objetivando identificar situações de risco para o bebê;
- Ponderar a existência de riscos para restrição de crescimento intrauterino (RCIU);
- Antecipar a identificação de outras situações de risco através da coleta de dados sobre a saúde dos pais, hábitos de vida da família e intercorrências na gestação, com o objetivo de estabelecer estratégias para intervenções precoces;
- Auxiliar o obstetra em questões como o preparo da gestante para a amamentação e incentivo ao aleitamento materno dentro da primeira hora de vida, para reduzir a subnutrição na infância;
- Esclarecer a família sobre os principais eventos perinatais: os tipos de parto e sua repercussão para o recém-nascido (opção pela via vaginal sempre que possível, porém com respaldo na indicação obstétrica); a assistência pediátrica em sala de parto, o alojamento conjunto, a primeira consulta de puericultura e o puerpério;
- Orientar sobre a existência e o direito a um plano de parto, que é recomendado pela Organização Mundial da Saúde (OMS) e pelo Ministério da saúde, através da Rede Cegonha;
- Orientar os pais sobre os benefícios de rede de apoio para a amamentação e cuidados com o(s) seu(s) bebê(s);
- Preparar os pais para cuidar do desenvolvimento físico e psicológico do filho que vai nascer;
- Discutir a repercussão familiar do nascimento da criança, o impacto para os irmãos e os fatores emocionais e sociais que possam interferir na estabilidade emocional dos pais;
- Antecipar orientações sobre a adoção de medidas de segurança em casa e no transporte da criança.

2 Quais São as Contribuições do Pediatra nessa Consulta?

☞ **Objetivos**

Destacar as contribuições do Pediatra nessa consulta para o obstetra, a família e a criança.

☞ **Conteúdo**

Especificações das intervenções pediátricas na consulta pré-natal relacionadas ao preparo da gestante para a amamentação, aos cuidados familiares com as crianças, à construção precoce do vínculo entre o Pediatra e a família e à prevenção de doenças e de acidentes, podendo contribuir para a redução da morbimortalidade na infância.

É comum o Pediatra atender recém-nascidos em uso de fórmula láctea, contrariando a recomendação da OMS de manter aleitamento materno exclusivo nos primeiros seis meses de vida. Um dos fatores que contribuem para isso é o despreparo da gestante para a amamentação. Além disso, o aleitamento materno pode ser dificultado por conceitos populares sobre as necessidades nutricionais da criança, os quais podem confundir a família e a nutriz. O pediatra poderá auxiliar o obstetra e a família nessas questões. Essa intervenção nos primeiros mil dias de vida e a antecipação do vínculo entre família e pediatra poderão ser decisivas para a saúde do futuro adulto.

Em 2015, a população brasileira foi surpreendida com um grande número de crianças com malformações secundárias à transmissão vertical do vírus Zika, com destaque para a microcefalia, além de alterações sensoriais, manifestadas por comprometimento da visão e da audição. Muitos desses casos foram diagnosticados durante o pré-natal, através de ultrassonografias obstétricas. Além da infecção fetal por essa arbovirose, outras intercorrências na gestação também podem aumentar o risco de malformações. O diagnóstico de alterações fetais exerce alto impacto sobre a família, podendo ocorrer rejeição inicial e comprometer os cuidados ao recém--nascido (RN). A consulta pediátrica pré-natal também poderá contribuir para a aceitação familiar de crianças com anomalias detectadas durante a gestação, através do esclarecimento de dúvidas e elaboração de estratégias que promovam o envolvimento do casal e dos familiares nos cuidados a essas crianças.

CONTRIBUIÇÕES DESTA CONSULTA

Ao obstetra
- Intervenção conjunta no preparo da gestante para a amamentação;
- Apoio na comunicação de notícias difíceis e na orientação à família na vigência de malformações fetais;
- Contribuição em questões referentes às imunizações na gestação, uma vez que, classicamente, as vacinas têm feito parte do universo da Pediatria e só recentemente tem se expandido para outras faixas etárias e para a gestação.

À criança
- Otimização dos cuidados pela família quando precocemente orientada;
- Possibilidade de intervenção em seus primeiros 1.000 dias de vida, com impacto em sua história e na do adulto que será no futuro;
- Benefícios nutricionais e de apego à mãe, a partir da orientação sobre a "*Golden hour*", o que também propicia redução de risco para anemia no lactente;
- Melhoria das condições de nutrição na infância e consequente diminuição da mortalidade infantil;
- Redução de riscos de acidentes no período neonatal por antecipar orientações preventivas;
- Prevenção de hospitalizações e óbitos por doenças infecciosas através da vacinação da gestante, da estratégia casulo e do reforço da importância da vacinação ao longo da vida da criança;
- Contribuição para a aceitação familiar e para um melhor envolvimento da família quando a criança necessita de cuidados especiais.

À família
- Esclarecimentos sobre as dúvidas da família, propiciando maior segurança nos cuidados aos seus filhos;
- Abertura de canal de comunicação obstetra/pediatra/família para trabalhar o contexto pré-natal dos primeiros 1.000 dias de vida;
- Orientação sobre a existência do plano de parto e a repercussão dos tipos de parto sobre o RN;
- Antecipação da construção de vínculo com o pediatra para garantir maior segurança à família e melhor adesão à puericultura;
- Redução da ansiedade familiar através de exposição clara e objetiva sobre a fase de adaptação família/RN ("exterogestação" ou "quarto trimestre") e as mudanças na rotina familiar;
- Discussão sobre o impacto da chegada da criança para os pais e os irmãos e fatores que possam interferir na estabilidade emocional da família para oportunizar estruturação familiar prévia;
- Prevenção de doenças infecciosas em membros do núcleo familiar através da orientação da vacinação (estratégia casulo);
- Apoio e antecipação de orientações para os cuidados com a criança portadora de necessidades especiais.

A Programação Fetal, a Epigenética e os Primeiros 1.100 Dias de Vida — Implicações para o Futuro

☞ Objetivos

Discutir a relação entre a nutrição pré-concepcional e na gestação e a saúde fetal; as evidências sobre essa relação nos primeiros mil dias de vida e o aparecimento de doenças não transmissíveis no futuro adulto.

☞ Conteúdo

Considerações sobre a alimentação antes e durante a gestação; interferência da nutrição nos primeiros mil dias de vida sobre a saúde do indivíduo e a associação entre condições adversas intrauterinas e na infância com o aumento do risco para doenças no adulto (hipótese do fenótipo poupador) noções de epigenética e da influência do estilo de vida do casal desde a pré-concepção. Introdução ao conceito dos primeiros 1.100 dias.

A programação fetal de doenças tem sido investigada desde os anos 1970, quando estudos de coorte correlacionaram desnutrição intrauterina na primeira metade da gestação com maior incidência de obesidade no adulto e baixo peso ao nascimento com a síndrome metabólica, estabelecendo uma "origem desenvolvimentista da saúde e da doença" (do correspondente em inglês *DOHaD – Developmental Origins of Health and Disease*).

Posteriormente, foi observada uma associação entre peso ao nascer, nutrição da gestante e risco de doenças crônicas não transmissíveis no adulto (obesidade, hipertensão arterial sistêmica (HAS) e doenças cardiovasculares), com evidências de que a qualidade e a quantidade de nutrientes recebidos pelo feto influenciam o seu desenvolvimento e podem exercer impacto negativo sobre a saúde vascular em fases mais tardias da vida, com o aparecimento dessas doenças (Figura 3.1).

Dietas restritivas na gestação poderão levar a desnutrição intrauterina e a deficiência de nutrientes e de energia, com prejuízos irreversíveis no número de células, na estrutura dos órgãos e no desenvolvimento dos sistemas orgânicos do feto.

Assim, a prevenção dessas doenças do adulto deve ser realizada precocemente, com oferta adequada de nutrientes na gestação, para evitar deficiências nutricionais e RCIU.

Modelos experimentais em ratos tem demonstrado alterações miocárdicas em filhotes de mães com restrição proteica na sua dieta, evidenciadas pela quantidade reduzida de células e aumento de fibrose intersticial no

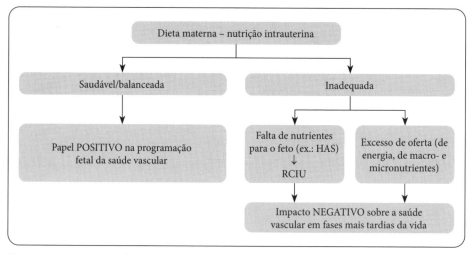

Figura 3.1 – Impacto da dieta materna – nutrição intrauterina sobre a saúde vascular do adulto.
Adaptada de Szostak-Wegierek D, 2014.

ventrículo esquerdo na vida adulta. Ocorrem ainda alterações no metabolismo das catecolaminas, com ativação excessiva do sistema beta-adrenérgico, podendo causar danos cardíacos. Também a desnutrição materna impacta sobre o papel dos fosfolípides e dos ácidos graxos no desenvolvimento cardíaco fetal.

Durante o primeiro trimestre da gestação não há aumento das necessidades calóricas, porém este é o período mais importante para o feto, quando carências de macro ou micronutrientes podem gerar danos irreversíveis. A partir do terceiro mês a taxa de metabolismo basal pode elevar-se de 15% a 20% para suprir as necessidades fetais. Se houver agravo em fases críticas do desenvolvimento, poderá ocorrer alteração em estrutura somática ou ajustes em sistema fisiológico, podendo ter consequências em longo prazo sobre a saúde global do indivíduo (Figura 3.2). Fatores nutricionais nos primeiros mil dias de vida (da concepção até o segundo aniversário da criança) também podem modular o risco para essas doenças, particularmente em crianças com RCIU.

O metabolismo dos hidratos de carbono também se altera na gestação, devido à ação de hormônios como gonadotrofina coriônica humana, lactogênio placentário, estrógeno, progesterona, cortisol, prolactina e glucagon, que desencadeiam mecanismos

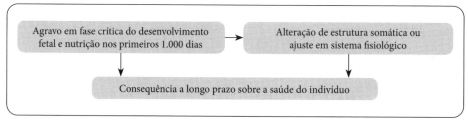

Figura 3.2 – Interferência de agravos no período fetal e da nutrição nos primeiros 1.000 dias de vida sobre a saúde.

regulatórios anti-insulínicos, comprometendo a utilização periférica da glicose e consequentemente elevando a glicemia.

A associação entre condições adversas na vida intrauterina e na infância e o aumento do risco para doenças no adulto gerou a "hipótese do fenótipo poupador" (*thrifty phenotype hypothesis*), a qual se refere à capacidade fetal de se adaptar à desnutrição e otimizar o uso de energia. Um ambiente intrauterino adverso e sua repercussão metabólica podem acarretar alterações epigenéticas (Figura 3.3).

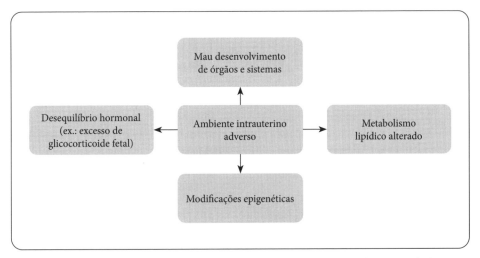

Figura 3.3 – Ambiente adverso intrauterino e o seu impacto no desenvolvimento de órgãos e sistemas, alterações metabólicas e modificações epigenéticas.
Adaptada de Blackmore HL, 2015.

A EPIGENÉTICA E A MODULAÇÃO DOS GENES

O paradigma do determinismo genético foi modificado a partir do mapeamento do genoma humano, que oportunizou novos conhecimentos e a elaboração de um conceito mais abrangente: interação que envolve genes, fatores ambientais e estilo de vida principalmente relacionado à nutrição, à prática regular de exercícios físicos, ao uso crônico de medicamentos, à ocorrência frequente de infecções e de situações de estresse, entre outros, na predição de suscetibilidade a doenças.

A epigenética refere-se a alterações na regulação/expressão dos genes que, embora não modifiquem a sequência de nucleotídeos de DNA, podem levar a alterações fenotípicas que podem ser reversíveis e transmissíveis aos seus descendentes.

Os genes estão acoplados a regiões reguladoras, que controlam a sua ativação e o desligamento, com a ajuda de marcações moleculares como a metilação e as histonas. Esses processos epigenéticos podem ser influenciados por fatores ambientais, principalmente relacionados com o estilo de vida.

A Medicina de precisão busca desenvolver estratégias que possam reverter essas marcações químicas no genoma e oportunizar o desenvolvimento de ferramentas profiláticas, diagnósticas e terapêuticas relacionadas a determinadas doenças.

As crianças herdam genes com informações que irão orientar o seu desenvolvimento, entretanto, experiências vivenciadas por elas, positivas ou negativas, podem reorganizar a expressão dos genes, ou seja, a maneira como eles liberam as informações que transportam. Isso é mais importante ainda nos primeiros anos de vida, quando o cérebro se desenvolve mais rápido e é mais sensível a essas alterações, que podem ser temporárias ou permanentes. A maneira de proteger o cérebro infantil é oportunizar experiências positivas e reduzir o estresse, já que ele pode atuar de forma tóxica em etapas precoces.

1.100 DIAS – UM NOVO CONCEITO

Os primeiros mil dias de vida (desde a concepção até o segundo aniversário) representam um período considerado como uma "janela de oportunidades" para intervenções pelo especialista em medicina fetal, pelo obstetra, pelo pediatra, pela família e pela sociedade, visando a redução da mortalidade infantil e de danos ao crescimento e ao desenvolvimento da criança.

Conhecimentos mais recentes a respeito da influência de fatores ambientais e nutricionais sobre a fertilidade feminina e masculina sugerem intervenções pré-concepcionais para ampliar essa janela de oportunidades de 1.000 dias para 1.100 dias, ao se considerar a importância do período periconcepcional como uma janela de oportunidades para prevenção de teratogênese.

O estresse e a ansiedade podem interferir na liberação hormonal para ovulação bem como na ereção do pênis e produção de espermatozoides, o que pode impactar na fertilidade do casal.

Com relação à nutrição, estudos tem demonstrado que a suplementação de micronutrientes (vitamina E, selênio, zinco e ácido fólico) para os homens três meses antes da fecundação pode modificar a qualidade dos espermatozoides. Sabe-se ainda que mulheres subnutridas podem ter menor taxa de fertilidade, maior frequência de abortamentos, de anomalias fetais, RCIU e filhos com distúrbios cognitivos e comportamentais. Assim, uma dieta materna pré-concepcional que inclua oferta de ômega 6 e 3 (óleo de pescados, sardinha, arenque, atum, salmão, camarão, nozes, pistache, sementes de chia, linhaça e cânhamo, vegetais verdes, feijão, grão-de-bico, soja, ervilha, óleos vegetais, ovos, entre outros), será determinante sobre o tipo de ácido graxo que se acumulará no tecido fetal, com repercussão no desenvolvimento neurológico e visual da criança.

Ainda relacionada ao desenvolvimento neurológico fetal, a suplementação pré-concepcional de L-metilfolato (forma ativa do ácido fólico), iniciada pelo menos 30 dias antes da concepção e mantida durante o primeiro trimestre de gravidez pode reduzir entre 50% e 70% o risco de defeitos do fechamento do tubo neural (DFTN) durante a quarta semana de embriogênese. Esses defeitos compreendem a anencefalia, a espinha bífida e a encefalocele.

Dentro da proatividade recomendada para os primeiros 1.100 dias, com evidências de benefícios sobre o desenvolvimento fetal e a saúde do futuro adulto, somam-se às recomendações de suplementação nutricional e redução de estresse, a adoção de estilo de vida saudável com prática regular de atividade física e a atualização do calendário de vacinação de todas as mulheres em idade fértil, conforme orientações do Ministério da Saúde.

A Figura 3.4 ilustra as janelas de oportunidades para intervenções de promoção à saúde e prevenção de doenças dentro dos 1.100 dias.

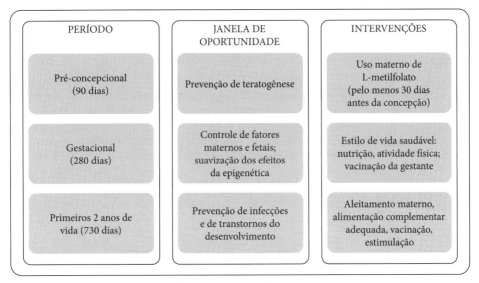

Figura 3.4 – Os 1.100 dias e as janelas de oportunidades.

Nessa perspectiva de predição de possibilidades futuras de saúde, o aleitamento materno é a melhor estratégia de nutrição para o RN e o lactente. O excesso de proteínas e/ou a introdução precoce de proteínas inadequadas à idade podem comprometer o metabolismo, com aumento da insulina e do fator de crescimento1 (IgF-1), secundário ao acúmulo de aminoácidos insulinogênicos, o que leva a acúmulo de gordura e ganho ponderal e pode ter como desfecho a ocorrência de obesidade, de síndrome metabólica e o aumento do risco cardiovascular (Figura 3.5).

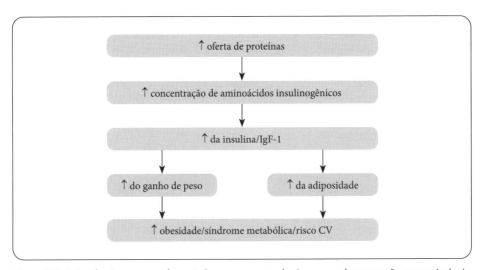

Figura 3.5 – Introdução precoce de proteínas e aumento do risco para doenças não transmissíveis.
Adaptada de Kirchberg F, 2005.

Quais São as Indicações da Consulta Pediátrica Pré-natal?

☞ Objetivos

Entender a consulta com o Pediatra no terceiro trimestre da gestação como uma intervenção necessária para todas as famílias.

☞ Conteúdo

Especificação de condições gestacionais que tornam imprescindível a consulta pediátrica pré-natal e esclarecimentos sobre a importância dessa consulta na rotina de todas as gestantes, independente da classificação da gestação em alto ou baixo risco e de experiência anterior do casal com a maternidade/paternidade.

Idealmente, essa consulta deverá ser inclusa na rotina de pré-natal para todas as gestações, independente da classificação de alto ou baixo risco. Isso se justifica pela sua contribuição para o aleitamento materno e grande importância na promoção da saúde e na prevenção de doenças.

Além disso, a insegurança dos pais em relação aos cuidados com o RN implica em necessidade de maiores informações, as quais podem ser propiciadas por essa intervenção.

Essencialmente, deverá fazer parte do pré-natal de todas as gestantes que apresentem situações de risco para a saúde fetal, identificadas pelo obstetra, como:

- Idade da gestante: menor que 16 anos ou maior que 35 anos;
- Desordens nutricionais, metabólicas e doenças crônicas prévias ou intercorrentes na gestação, como diabetes e hipertensão arterial sistêmica;
- Doenças infecciosas sintomáticas ou gestantes assintomáticas com sorologias positivas para patógenos de possível transmissão vertical;
- Uso contínuo de medicamentos;
- Uso de drogas, álcool, tabaco e medicamentos não liberados na gestação;
- Exposição a radiação na gestação;
- Acidentes e traumas;
- Condições maternas de risco para RCIU;
- Gemelaridade;

- Risco para prematuridade;
- Alterações no volume de líquido amniótico (excesso ou escassez);
- História anterior de aborto e de óbito fetal ou neonatal;
- Malformações fetais/síndromes genéticas;
- Situações que envolvam riscos para o parto: posições anômalas (pélvica ou transversa), descolamento prematuro de placenta.

Quais São os Conhecimentos Necessários ao Pediatra para Realizar essa Consulta?

5

> **Objetivos**
>
> Sistematizar os conhecimentos pediátricos necessários para realizar a consulta pré-natal, agrupando-os didaticamente para facilitar o entendimento do leitor.
>
> **Conteúdo**
>
> Cálculo da data provável do parto; noções de nutrição para a gestante e a nutriz; repercussão fetal do uso de drogas e medicamentos na gestação; imunização da gestante; estratégia casulo; causas da RCIU; desenvolvimento fetal com ênfase no terceiro trimestre; considerações sobre dismorfogênese; situações que classificam a gravidez em alto e baixo risco; aleitamento materno e testes de triagem neonatal.

CÁLCULO DA DATA PROVÁVEL DO PARTO (DPP)

A idade gestacional pode ser estimada através da ultrassonografia, mas esse exame nem sempre está disponível precocemente, seja por questões operacionais ou de acessibilidade das gestantes. Estudos demonstram que 40% a 50% das pacientes não sabem a DUM ou informam erroneamente.

O método mais comumente usado para estimar a data provável do parto é a regra de Naegele, a qual se baseia na data da última menstruação: para o cálculo, deve-se subtrair três meses e adicionar um ano e sete dias à data da última menstruação (DUM) relatada pela mulher. Esse cálculo resulta em aproximadamente 280 dias (40 semanas) após o último período menstrual.

Exemplo:

DUM = 8 de maio de 2016

−3 meses = 8 de fevereiro de 2016

+1 ano e 7 dias = 15 de fevereiro de 2017 (DPP)

Outro método consiste em adicionar 9 meses e 7 dias à data da última menstruação.

NOÇÕES DE NUTRIÇÃO ADEQUADA PARA A GESTANTE E A NUTRIZ

Durante a gestação ocorrem grandes mudanças fisiológicas como aumento do volume sanguíneo e de fluidos extracelulares, produção do líquido amniótico, aumento das glândulas mamárias e do útero, formação da placenta e crescimento do feto. As necessidades nutricionais são modificadas para que o organismo se adapte satisfatoriamente a essas mudanças, o que requer uma abordagem nutricional adequada, mesmo em uma gestação de baixo risco.

O metabolismo dos carboidratos está alterado na gravidez pela ação de hormônios que desencadeiam mecanismos regulatórios anti-insulínicos, comprometem a utilização periférica da glicose e consequentemente elevam a glicemia, podendo ocorrer diabetes gestacional.

Algumas condições clínicas prévias ou intercorrentes como transplantes de órgãos ou de células-tronco, diabetes, hipertensão arterial sistêmica (HAS) e insuficiência renal requerem ajustes dietéticos específicos na gestação.

Sem informações adequadas, algumas mulheres decidem "comer por dois" depois do diagnóstico de gravidez, por acreditarem que, para nutrir bem o bebê durante o período gestacional terão que consumir uma quantidade maior de alimentos. Desta forma, passam a exagerar na quantidade e na qualidade dos nutrientes. Por outro lado, outras gestantes optam por dietas restritivas, porque temem um ganho excessivo de peso. Estes são conceitos equivocados de nutrição, uma vez que as evidências científicas apontam para uma relação entre a nutrição da gestante e a saúde fetal, com prejuízos para ambos quando há consumo excessivo ou restrição de determinados nutrientes.

Além da alimentação adequada durante a gestação, há necessidade de suplementações de nutrientes como o ferro, o ácido fólico, algumas vitaminas e ácidos graxos essenciais, como o ômega-3.

A deficiência de ferro na gestação pode repercutir com anemia carencial, a qual pode levar a perdas gestacionais (abortamentos, óbito intrauterino), baixa oxigenação fetal, prematuridade, ruptura prematura das membranas, quadros infecciosos e RCIU, muitas vezes com alterações neurológicas fetais, as quais podem ser irreversíveis.

O ácido fólico é o maior fator protetor conhecido para o desenvolvimento do sistema nervoso e a sua deficiência pode levar a defeitos do fechamento do tubo neural (DFTN) durante a quarta semana de embriogênese, como a mielomeningocele e a meningocele.

Os ácidos graxos essenciais, dentre os quais o ômega-3 tem efeitos potenciais na redução de danos oxidativos e de inflamação, com impacto na prevenção de intercorrências gestacionais como pré-eclâmpsia, RCIU, diabetes gestacional e de desfechos como parto prematuro espontâneo, RN pequeno para a idade gestacional (RN PIG), mortalidade perinatal, depressão pós-parto, dentre outros. Há evidências científicas de que dietas com quantidades adequadas de ômega-3 na gestação se relacionam com o desenvolvimento cognitivo, crescimento adequado e acuidade visual do feto.

Além dos benefícios da dieta materna sobre a saúde fetal, é importante ressaltar que a aceitação da alimentação complementar e a futura preferência da criança por determinados alimentos resultam da exposição a sabores variados presentes em frutas e legumes durante a gestação, amamentação e desmame, o que se denomina de "teoria do sabor" ou "teoria do *flavor*". Isso ocorre porque esses sabores da dieta materna são passados para o líquido amniótico e para o leite materno, conforme demonstrado por trabalhos científicos.

O consumo equilibrado de macronutrientes e de micronutrientes pela gestante deverá ser orientado precocemente por equipe multiprofissional que, além do obstetra e do pediatra, envolva profissionais especializados na área (nutrólogos e nutricionistas).

Outro aspecto importante para a saúde infantil e relacionado à alimentação materna é a microbiota intestinal, cujo equilíbrio é importante para a fisiologia do indivíduo, para a modulação da resposta imune e, consequentemente, para o controle de doenças alérgicas, infecções e doenças inflamatórias e metabólicas como a obesidade. Dados recentes indicam que a microbiota intestinal também influencia a função cerebral e o comportamento, a cólica infantil, a doença inflamatória intestinal, a enterocolite necrosante, doenças atópicas, doença celíaca, diabetes, transtornos do humor e transtornos do espectro autista. Estudos adicionais são necessários para comprovar a função protetora dos probióticos contra o início e a progressão dessas doenças.

Nos últimos 20 anos tem sido demonstrado que a constituição do microbioma humano é multifatorial e dependente de vários elementos como herança genética, duração da gestação, via de parto, tipo de nutrição infantil, administração de probióticos e de antibióticos, estressores perinatais e infecções.

Os probióticos são microrganismos vivos que, se administrados em quantidades adequadas, equilibram a microbiota e reforçam as suas funções, promovendo benefícios à saúde. Por sua vez, os prebióticos são ingredientes alimentares que, quando ingeridos, estimulam seletivamente bactérias da microbiota intestinal, permitindo alterações específicas na composição e/ou atividade da microbiota intestinal, também resultando em efeito benéfico à saúde. Os alimentos funcionais prebióticos incluem os fruto-oligossacarídeos (FOS) derivados da inulina (substância extraída de alguns vegetais) e os galacto-oligossacarídeos (GOS), de origem láctea. Na prática, os prebióticos funcionam como fatores de crescimento para os probióticos. Há ainda um importante papel exercido pelos pós-bióticos, que são produtos do metabolismo dos probióticos.

Mundialmente vem sendo estudado o uso de probióticos e de prebióticos para prevenção e tratamento de vários problemas de saúde, com evidências favoráveis em algumas situações e necessitando de maiores evidências em outras. Tem sido descrito que o consumo de probióticos e de prebióticos na gestação pode modular a imunidade inata fetal e placentária. Revisão sistemática recente selecionou 24 trabalhos sobre a suplementação de probióticos para mulheres na gestação e lactação e/ou para os lactentes nos primeiros meses de vida para a prevenção e tratamento de doenças alérgicas (dermatite atópica, alergia à proteína do leite de vaca, rinite e asma), sendo observado efeito protetor para a dermatite atópica em crianças com história familiar de atopia.

Em seu painel de diretrizes para a prevenção de alergias publicado em 2015, a World Allergy Organization (WAO) recomenda o uso de probióticos para:
- Gestantes com alto risco de ter um filho alérgico;
- Nutrizes que amamentam bebês em alto risco de desenvolver alergias (há benefício na prevenção de eczema);
- Bebês com alto risco de desenvolver alergias (para prevenção de eczema).

ALIMENTAÇÃO DA NUTRIZ

A mulher que amamenta geralmente apresenta aumento do apetite e da sede e necessita de calorias extras para a produção láctea, uma vez que habitualmente são utilizadas de 500 a 940 kcal para produzir um litro de leite materno. Assim, a dieta deve ser variada e contemplar todos os nutrientes essenciais, devendo a nutriz ingerir carnes, pães, cereais, lácteos, frutas, verduras, legumes e vegetais ricos em vitamina A. Apesar da importância do consumo equilibrado desses nutrientes, sabe-se que a nutriz é capaz de produzir leite de boa qualidade mesmo com dieta inadequada. Deve-se ficar atento para a possibilidade de hipovitaminose do complexo B em lactentes amamentados por mães vegetarianas, uma vez que essas vitaminas não são encontradas em vegetais.

USO DE MEDICAMENTOS E DROGAS NA GESTAÇÃO – REPERCUSSÃO FETAL

Alguns medicamentos como antibióticos, quimioterápicos, antifúngicos, anti-inflamatórios não esteroides (AINES), barbitúricos, sedativos, antidepressivos, anticoagulantes orais, hipoglicemiantes orais, ácido retinoico e toxina botulínica podem ter efeito teratogênico sobre a audição, os rins, o fígado e o sistema nervoso. O uso de AINES após a 32ª semana de gestação pode suprimir a função renal do feto e levar a oclusão precoce do ducto arterial, provocando hipertensão arterial primária do RN. Os inibidores de enzima conversora da angiotensina (IECA) se usados nos dois últimos trimestres da gestação podem causar RCIU, prematuridade, hipoplasia pulmonar, malformações craniofaciais e oligoidrâmnio, este último devido à inibição do sistema renina-angiotensina do feto, levando a redução da taxa de filtração glomerular fetal e do fluxo urinário.

Além dos riscos para teratogênese, abortamento, RCIU e parto prematuro secundários ao uso de medicamentos na gestação, existe ainda a possibilidade de dependência a alguns fármacos e a drogas lícitas (álcool e tabaco) e ilícitas (maconha, cocaína, crack, morfina e LSD), com manifestações de síndrome de abstinência no RN, alterações comportamentais e do neurodesenvolvimento.

Em 1979, a *Food and Drug Administration (FDA)* estabeleceu cinco categorias de risco (A, B, C, D ou X) para indicar o potencial teratogênico de uma droga, se usada durante a gravidez (Quadro 5.1). Recentemente essas recomendações foram alteradas, sugerindo a remoção dessas categorias e a rotulagem de todo medicamento e produto biológico prescrito para humanos, com informações sobre os riscos e benefícios da prescrição durante a gravidez e lactação. Além disso, a rotulagem deverá conter informações sobre o teste de gravidez, contracepção e infertilidade. Esse processo de rotulagem pela indústria farmacêutica poderá ser lento e demorado.

Quadro 5.1 – Classificação de drogas pela FDA, de acordo com o seu potencial teratogênico – FDA, 1979

Categorias	Riscos na gestação
A	Estudos controlados em mulheres não demonstraram risco fetal no primeiro trimestre. Não há evidência de riscos nos últimos trimestres. A possibilidade de dano fetal parece remota.
B	Estudos em animais em reprodução não demonstraram risco fetal, mas não existem estudos controlados em mulheres grávidas.
C	Estudos em animais revelam efeitos adversos no feto (efeitos teratogênicos ou outros) e não existem estudos controlados em mulheres. Essas drogas só devem ser administradas a mulheres grávidas se o benefício justificar o risco potencial para o feto.
D	Há evidência de risco fetal humano baseado em dados de investigação. Só devem ser administradas a mulheres grávidas se o benefício justificar o risco potencial para o feto.
X	Estudos em animais ou seres humanos demonstram anormalidades fetais ou há evidência de risco fetal baseado em experiência humana e o risco de usar a droga em gestante claramente sobrepuja qualquer possível benefício. A droga está contraindicada para mulheres que estão ou podem estar grávidas.

Adaptada de: Drugs.com. FDA Pregnancy Risk Information: An Update.

IMUNIZAÇÃO DA GESTANTE

Doenças infectocontagiosas na gestação podem elevar a morbimortalidade materno-fetal. Além de envolver maior risco para complicações maternas, são capazes de causar embriopatias, como ocorre na rubéola e na varicela, podendo resultar em perda fetal e em crianças sobreviventes com sequelas permanentes.

A imunização ativa, realizada através da vacinação é a melhor estratégia de controle para essas doenças e as evidências tem demonstrado eficácia e segurança na gestação, quando se utiliza vacinas inativadas.

O acesso aos imunobiológicos na gestação deve ser uma realidade universal, para que se possa reduzir complicações e óbitos materno-fetais por doenças imunopreveníveis. Idealmente, a mulher em idade fértil deve manter o seu calendário de vacinação atualizado, como uma estratégia para minimizar riscos em uma gestação futura, uma vez que algumas vacinas não poderão ser administradas na gestante.

Imunização ativa na gestação

Os objetivos da vacinação na rotina da gestante extrapolam a sua imunização, se estendendo à proteção do RN e lactente nos primeiros meses de vida, através da passagem de anticorpos protetores via transplacentária e também pelo leite materno, em idade na qual a criança ainda não pode receber as vacinas ou está parcialmente vacinada.

Vacinas recomendadas na gestação

- **Vacina tríplice bacteriana acelular do tipo adulto** (dTpa – contra difteria, tétano e coqueluche): indicada a partir da 20ª semana, para proporcionar passagem transplacentária de anticorpos protetores contra pertussis para o RN. A vacina está recomendada em todas as gestações, independente do intervalo entre as mesmas, inclusive para as gestantes que já tiveram coqueluche e para aquelas previamente vacinadas, pois a proteção conferida contra a *Bordetella pertussis* não é permanente, seja pela infecção natural ou pela vacinação. Na falta da vacina dTpa, esta poderá ser substituída por dTpa-IPV (vacina acelular contra difteria, tétano, coqueluche e poliomielite). Deve-se considerar o *status* vacinal da gestante para definir o esquema e o número de doses a aplicar da vacina dupla bacteriana do tipo adulto (dT), contra difteria e tétano, para prevenção do tétano neonatal (Tabela 5.1). As vacinas dT e dTpa são

Tabela 5.1 – Vacinação da gestante contra difteria, tétano e coqueluche

Status vacinal da gestante	Vacinas indicadas/número de doses
Situação 1: três doses prévias de vacina contra o tétano	Uma dose de dTpa entre a 27ª e 36ª semana de gestação
Situação 2: duas doses prévias de vacina contra o tétano	Uma dose de dTpa entre a 27ª e 36ª semana de gestação
Situação 3: uma dose prévia de vacina contra o tétano	Uma dose de dT (1 a 2 meses em relação à dose anterior) e uma dose de dTpa (entre a 27ª e a 36ª semana de gestação), com intervalo mínimo de um mês após a vacina dT
Situação 4: sem vacinação prévia contra o tétano ou *status* vacinal desconhecido	duas doses de dT e uma dose de dTpa (entre a 27ª e a 36ª semana de gestação), com intervalo mínimo de um mês entre as doses; esquema 0-2-4 ou 0-2 e 6 meses

dT = vacina dupla bacteriana do tipo adulto contra difteria e tétano.
dTpa = vacina tríplice bacteriana acelular do tipo adulto contra difteria, tétano e coqueluche.
Adaptada de: Associação Brasileira de Imunizações (SBIm). Calendário de Vacinação da Gestante 2021/2022. Disponível em: https://sbim.org.br/images/calendarios/calend-sbim-gestante.pdf

disponibilizadas pelo Programa Nacional de Imunizações (PNI) para as gestantes, enquanto a dTpa-IPV só está disponível nas clínicas privadas.

- **Vacina contra hepatite B** – indicada para todas as gestantes suscetíveis, em esquema de três doses: 0 - 1 e 6 meses;
- **Vacina contra influenza** – recomendada em dose única anual no outono ou inverno, independente da idade gestacional (mesmo no primeiro trimestre), uma vez que a gestação representa risco aumentado para complicações da influenza.
- **Vacinas contra COVID-19** – durante a pandemia de COVID-19, foram aprovadas vacinas para uso emergencial e, embora os estudos de fase III das vacinas em uso não tenham incluído gestantes, a recomendação da vacinação contra COVID-19 independente da idade gestacional e no puerpério, foi motivada pelo cenário epidemiológico de alta circulação do SARS-CoV-2 e aumento de óbitos maternos por esse patógeno. Incialmente no Brasil foram administradas as vacinas aprovadas para uso emergencial, de diferentes plataformas tecnológicas (vírus inativados, vetores virais não replicantes e genética/RNA mensageiro). A vacina produzida pela *Pfizer* já obteve o registro definitivo e é atualmente recomendada para crianças e adolescentes. Monitoramento de eventos adversos identificou óbito fetal e materno pela Síndrome de Trombose com Trombocitopenia (TTS), cuja investigação encontrou uma provável associação causal com a vacina AstraZeneca/Fiocruz, produzida a partir de vetor viral não replicante. Essa situação modificou as recomendações para a gestação e puerpério, agora restritas às vacinas inativadas (Coronavac/Sinovac-Butantan) e de plataforma genética (RNA mensageiro, *Pfizer*), estando proscritas as vacinas produzidas com tecnologia de vetores virais não replicantes para esse público. O conhecimento científico sobre a COVID-19 tem sido construído ao longo da pandemia, bem como estudos de efetividade das vacinas. Desta forma, são esperados novos conhecimentos em um futuro próximo, com possibilidade de modificação das condutas atualmente propostas.

Outras vacinas poderão ser usadas na gestação com orientação médica, em situações especiais, nas quais o benefício seja maior que o risco:

- **Contra hepatite A:** em situações de maior risco de exposição;
- **Contra pneumococos:** em gestantes com risco aumentado para doença pneumocócica invasiva, de acordo com as recomendações para pacientes especiais, com o uso de esquema sequencial de pneumocócica conjugada 13 valente (uma dose) e pneumocócica polissacarídica 23 valente (uma dose e um reforço cinco anos depois do esquema primário);
- **Contra doenças meningocócicas**, a depender da situação epidemiológica ou da presença de comorbidades que aumentem o risco dessas doenças.

Essas vacinas são inativadas, portanto não envolvem risco teórico para a gestante e para o feto.

A profilaxia da raiva pós-exposição deve ser indicada em gestantes, por se tratar de uma doença muito grave e com letalidade próxima a 100%. O risco da doença supera o risco de um eventual evento adverso.

As vacinas produzidas com vírus vivos atenuados (dengue, febre amarela, varicela, e tríplice viral – contra sarampo, caxumba e rubéola) continuam contraindicadas na gestação, embora alguns estudos envolvendo seu uso inadvertido em gestantes não tenham evidenciado desfechos desfavoráveis.

Estudo realizado no Brasil avaliou 304 RNs de mães que foram vacinadas contra a febre amarela no início da gravidez (IG média de cinco semanas) e não encontrou evidência que demonstrasse aumento do risco para malformações maiores. Entretanto, a hipótese de risco reprodutivo em relação a dismorfismos menores deve ser considerada, mantendo a sua contraindicação para gestantes.

Entre novembro de 2001 e fevereiro de 2002, a vacinação inadvertida contra rubéola de 811 gestantes suscetíveis durante campanha no estado de São Paulo resultou em 4,7% de RNs infectados pelo vírus da rubéola, mas nenhuma criança apresentou manifestações clínicas da síndrome da rubéola congênita nem outros desfechos relacionados a malformações.

As vacinas contra HPV também estão contraindicadas na gestação. Mulheres que iniciaram o esquema de vacinação contra HPV antes da gestação deverão ser orientadas a dar continuidade depois do parto. Essas vacinas podem ser usadas por puérperas e nutrizes.

A oportunidade perdida de vacinação antes e/ou durante a gestação deverá ser resgatada no puerpério, exceto a vacina contra dengue, a qual está contraindicada para nutrizes. A vacina contra febre amarela está contraindicada para mulheres que estejam amamentando bebês com idade inferior a seis meses, pois há relatos de infecção de lactentes nessa idade pelos vírus atenuados contidos nessa vacina. Caso haja alto risco para aquisição da doença pela nutriz, a vacina poderá ser administrada mediante suspensão da amamentação por 10 dias. A mãe deverá ser capacitada a ordenhar e estocar o leite materno previamente à vacinação para alimentar o seu bebê durante o período de suspensão da amamentação e a ordenhar e desprezar o LM durante os dez dias pós-vacinação. Nutrizes cujos filhos em aleitamento materno sejam maiores de seis meses de idade poderão ser vacinadas.

Mulheres que usaram imunoglobulina anti-Rh na gestação ou no puerpério devem adiar o uso de vacinas de vírus vivos atenuados por pelo menos três meses para evitar interferência dos anticorpos presentes na imunoglobulina. Essa restrição não inclui as vacinas inativadas.

As recomendações e restrições de vacinação para gestantes, puérperas e nutrizes estão resumidas na Tabela 5.2.

Tabela 5.2 – Recomendações e restrições de vacinação para gestantes, puérperas e nutrizes

Vacina	Doses e esquemas de vacinação	Comentários	Disponibilização das vacinas	
			Serviço público	Clínicas privadas
Recomendadas				
Contra hepatite B	3 doses: 0 - 1 - 6 meses	Para todas as gestantes suscetíveis	Sim	Sim
dT (contra tétano e difteria)	Depende do *status* vacinal da gestante	Em todas as gestações, independente do intervalo entre as mesmas, inclusive para gestantes que já tiveram a coqueluche e para aquelas previamente vacinadas. Se não vacinou na gestação, resgatar a vacinação no puerpério	Sim dT e dTpa	Sim dTpa e dTpa-VIP
dTpa (vacina acelular contra tétano, difteria e coqueluche)	Uma dose a partir da 20ª semana (entre a 27ª e a 36ª semana ocorre maior transferência materno-fetal de anticorpos contra a coqueluche)			

Continua...

Tabela 5.2 – Recomendações e restrições de vacinação para gestantes, puérperas e nutrizes – continuação

Vacina	Doses e esquemas de vacinação	Comentários	Disponibilização das vacinas	
			Serviço público	Clínicas privadas
Recomendadas				
Contra influenza	Uma dose no outono ou inverno em qualquer idade gestacional	Gestantes tem risco de complicações graves de influenza. Se disponível, preferir a vacina tetravalente	Sim, vacina trivalente	Sim, vacinas trivalente e tetravalente
Recomendadas em situações especiais, nas quais o benefício seja maior que o risco, com orientação médica				
Contra hepatite A	2 doses: 0 - 6 meses	Vacina inativada, sem risco teórico na gestação; em situações de maior risco de exposição, poderá ser usada	Não	Sim
Contra Pneumococos	Sequenciar vacinas 13 e 23	Gestante com aumento do risco para doença pneumocócica invasiva (DPI); vacinas inativadas, sem risco teórico na gestação	Não	Sim
Contra Meningococos A, C, W e Y (vacina quadrivalente)	Uma dose	Vacina inativada, sem risco teórico na gestação; usar em situações de maior risco epidemiológico ou na presença de comorbidades	Não	Sim
Contra Meningococos B	Duas doses com intervalo de dois meses	Vacina inativada, sem risco teórico na gestação; usar em situações de maior risco epidemiológico ou na presença de comorbidades	Não	Sim
Contraindicadas na gestação e/ou com restrições para puérperas e nutrizes				
Febre Amarela	Contraindicada para gestantes e nutrizes com bebê < 6 meses de idade	Se alto risco de aquisição da doença, vacinar e suspender o LM por 15 a 30 dias. Orientar o uso de fórmula e a ordenhar e desprezar o LM no período		Sim
Tríplice Viral	Contraindicada na gestação	Usar no puerpério; nutrizes também podem usar	Sim, para puérperas até 49 anos	Sim, para puérperas
Varicela	Contraindicada na gestação	Usar no puerpério se for suscetível; nutrizes também podem usar	Não	Sim, para puérperas
Dengue	Contraindicada na gestação e na amamentação		Não	Não para gestantes e nutrizes
HPV	Contraindicada na gestação	Puérperas e nutrizes podem usar	Não	Sim, para puérperas

DPI = doença pneumocócica invasiva; HPV = Papiloma Vírus Humano.
Adaptada de: https://sbim.org.br/images/calendarios/calend-sbim-gestante.pdf

Imunização passiva na gestação

Realizada para indicações restritas a situações pós-exposição.

A imunoglobulina humana contra o vírus varicela-zoster está indicada para gestantes suscetíveis expostas à varicela e ao *Herpes zoster* e está disponível nos Centros de Referência de Imunobiológicos Especiais (CRIE), para uso conforme o protocolo do MS. A gestante exposta deve ser encaminhada para administração precoce, no máximo até 96 horas pós-exposição.

A imunização passiva também está indicada para uma situação não infecciosa, a prevenção da doença hemolítica do recém-nascido, através do uso da imunoglobulina anti-Rh, a qual previne a sensibilização de pessoas Rh-negativas que estão em risco para produção de anticorpos contra eritrócitos Rh-positivos.

A imunoglobulina anti-Rh está indicada após aborto espontâneo ou provocado, gestação ectópica, mola hidatiforme, após qualquer sangramento do primeiro trimestre independente da causa, pós-procedimentos invasivos tipo amniocentese, biópsia do cório; para mulheres Rh-negativas cujos parceiros são Rh-positivos com teste de Coombs negativo entre 28 e 34 semanas de gestação e quando essas mulheres Rh-negativas tiverem filhos Rh-positivos, preferencialmente, nas primeiras 72 horas após o parto. Caso a imunoglobulina não tenha sido administrada nessa ocasião, isso poderá ser feito até no máximo 28 dias após o parto, porém com menor efetividade. Essa intervenção profilática evita complicações graves da incompatibilidade Rh materno-fetal, como a hidropsia fetal e o kernicterus no RN. A administração de 300 ug de imunoglobulina com 28 semanas de gestação reduz a incidência de aloimunização de 2% para 0,1%. Tal dose deve ser repetida no pós-parto caso o sangue do RN seja Rh positivo.

ESTRATÉGIA CASULO (*COCOON STRATEGY*)

Esta é uma estratégia orientada pela OMS, objetivando proteger os bebês contra doenças imunopreveníveis que podem levar a desfechos como hospitalização e óbito em faixa etária na qual eles não podem se vacinar ou estão apenas parcialmente imunizados. Consiste na vacinação dos adultos (familiares e cuidadores), adolescentes e outras crianças do núcleo familiar, para evitar que eles adoeçam e transmitam as infecções para os bebês, no ambiente doméstico. São recomendadas as vacinas contra coqueluche, influenza, varicela, tríplice viral (contra sarampo, caxumba e rubéola) e contra doenças meningocócicas pelos sorogrupos ACWY (vacina quadrivalente) e pelo sorogrupo B.

RCIU E SUAS PRINCIPAIS CAUSAS

Denomina-se restrição de crescimento intrauterino (RCIU) a situação na qual o feto não atinge o tamanho esperado ou determinado pelo seu potencial genético. Sua tradução clínica é um peso fetal abaixo do percentil 10 para a idade gestacional e os RNs recebem a denominação de pequenos para a idade gestacional (PIG). Alguns autores utilizam como ponto de corte os percentis 5 ou 3 para o diagnóstico, aumentando assim a sensibilidade.

A fisiopatologia da RCIU é bastante complexa e abrange fatores maternos, placentários e fetais.

Inicialmente, o crescimento fetal tem como principal determinante o genoma e em fases mais tardias pode ser influenciado por múltiplos fatores, como distúrbios hormonais, imunológicos, vasculares, nutricionais e ambientais. Dentre estes, as principais interferências sobre o crescimento fetal resultam da capacidade uterina insuficiente e da nutrição inadequada (80% a 90% dos casos), a qual acontece por déficit de transporte de nutrientes e oxigênio através da placenta para o feto.

A RCIU ocorre em 7% a 15% das gestações e é a segunda causa de mortalidade neonatal em países desenvolvidos, superada apenas pela prematuridade. A morbidade perinatal é cinco vezes maior para os RNs PIG, os quais apresentam com maior frequência distúrbios metabólicos (hipoglicemia, hipocalcemia), hipóxia, aspiração de mecônio, policitemia, hemorragia pulmonar, hipotermia e prejuízo no desenvolvimento neuropsicomotor.

Nascer PIG pode predizer transtornos a curto, médio e longo prazo, representados por um menor crescimento pós-natal com repercussão sobre o estado nutricional na infância, comprometimento do desenvolvimento cognitivo e maior probabilidade de desenvolver doenças crônicas na vida adulta, tais como hipertensão arterial sistêmica, doenças cardiovasculares e diabetes.

Os RNs PIG estão classificados em simétricos e assimétricos, na dependência da etiologia da RCIU e do momento da gestação em que essa ocorreu. Há diferenças prognósticas entre esses RNs:

- **RNs PIG simétricos ou intrínsecos ou proporcionais ou hipoplásicos** – apresentam reduções proporcionais no peso, comprimento e PC. Ocorrem em 20% dos casos, secundários a fatores que atuam no início da gestação, na fase de hiperplasia celular, reduzindo o número de células dos órgãos. Tem evolução crônica e os principais fatores etiológicos são as infecções maternas (TORCHS – toxoplasmose, rubéola, citomegalovírus (CMV), herpes simples 1 e 2 e sífilis), as alterações cromossômicas e as malformações congênitas. Geralmente não apresentam hipóxia perinatal.
- **RNs PIG assimétricos ou desproporcionais** – o comprimento e o perímetro cefálico (PC) são normais para a idade gestacional (IG), mas o peso é baixo para o comprimento e os fetos são magros, com desproporção entre o tamanho da cabeça e do tronco e membros, devido à redução da circunferência abdominal. O crescimento do fígado é prejudicado pelo maior consumo de glicogênio e pela redução da oferta de nutrientes, com redistribuição dos fluxos sanguíneos para privilegiar órgãos nobres (cérebro, coração e suprarrenais). Correspondem a 75% dos casos e geralmente ocorrem devido à insuficiência placentária, comprometendo desde o início do 3º trimestre da gravidez, na fase de hipertrofia celular e levando a *déficit* no crescimento celular (hipotrofia). Esses RNs podem apresentar hipóxia e hipoglicemia.

Considera-se ainda um terceiro tipo, o **intermediário** ou **misto**, o qual corresponde a 5% a 10% dos casos e resulta de insultos em ambas as fases, de hiperplasia e de hipertrofia celular. As principais causas são a desnutrição materna e o consumo de drogas ilícitas, álcool, fumo e cafeína.

DESENVOLVIMENTO FETAL COM ÊNFASE NO 3º TRIMESTRE

Nessa etapa da gestação ocorre maior incremento no peso do feto e na maturação das suas funções, preparando os sistemas respiratório e cardiovascular para a vida extrauterina. O feto é menos vulnerável a efeitos teratogênicos secundários a drogas, radiações e vírus, mas há possibilidade de transmissão de infecções pela via transplacentária, podendo interferir no crescimento e desenvolvimento funcional, principalmente do cérebro e dos olhos. Infecções maternas também podem ser transmitidas durante o parto através de microtransfusões, podendo alterar a indicação da via do parto.

Principais eventos observados no último trimestre da gestação:

Acúmulo de gordura e proporções antropométricas

Até 30 semanas de gestação o feto é enrugado, por apresentar a pele fina e ausência de gordura subcutânea, a qual se desenvolverá durante as últimas seis a oito semanas, desfazendo as rugas e conferindo um aspecto "roliço" e rosado à maioria dos fetos entre 30 e 34 semanas. Durante as últimas semanas da gestação, há um ganho de gordura em torno de 14 g/dia, o que representa cerca de 16% do peso corporal ao final da gestação. Os depósitos de gordura acumulados sob a pele serão usados para termorregulação e conservação de energia após o nascimento. Nesse período, o tórax é saliente e apresenta discreta protrusão de mamas em ambos os sexos.

Entre a 32ª e a 34ª semana o ganho ponderal fetal esperado é de cerca de 30 a 35 g/dia, correspondendo a aproximadamente 230 g/semana. Esse ganho é reduzido após a 36ª semana, quando as circunferências da cabeça e do abdômen são aproximadamente iguais. Entre 35 e 39 semanas, os fetos normais pesam em torno de 3.400 g.

Fetos de mães diabéticas apresentam macrossomia e tendência a obesidade, devido à combinação de efeitos da hiperglicemia e hiperinsulinemia associados a outras alterações metabólicas.

Sistema respiratório

Os pulmões e os vasos pulmonares já se desenvolveram o suficiente para permitir trocas gasosas adequadas e os pneumócitos tipo II, nos alvéolos terminais, iniciam a produção de surfactante. Antes do nascimento, os pulmões estão cheios de líquido com pequeno teor de proteínas, muco e surfactante, o qual forma uma camada fosfolipídica sobre as membranas alveolares. Ao iniciar a respiração, o líquido é absorvido, exceto a camada de surfactante, cuja função é impedir o colapso alveolar durante a expiração, quando ocorre uma redução da tensão superficial na interface ar-capilar sanguíneo.

Com 26 semanas de gestação o feto já tem certa maturidade respiratória, o que o torna capaz de sobreviver fora do útero, apesar do alto risco para problemas respiratórios graves.

Sistema cardiovascular

O forame oval fetal está aberto e o seu fechamento ocorrerá ao nascimento, secundariamente ao aumento de pressão no átrio esquerdo. Podem ocorrer anormalidades vasculares ou anomalias como forame intraventricular aberto, isoladamente, ou combinado com outros defeitos compensatórios. A frequência cardíaca fetal é bastante alta no período embrionário e diminui durante a vida fetal.

Hematopoiese

O baço fetal é um local importante de hematopoiese até as 28 semanas, quando a medula óssea se torna o principal sítio desse processo.

Sistema geniturinário

Os testículos estão dentro da bolsa escrotal nos meninos a termo, mas, nos prematuros, geralmente ainda não desceram e podem estar localizados dentro do abdomen ou em canais inguinais.

Os rins inicialmente têm localização intrapélvica, e à medida que o feto cresce eles vão subindo e se posicionando. Mesmo após o nascimento ainda ocorre formação de néfrons adicionais. Apesar dos rins fetais possuírem baixo fluxo sanguíneo e receberem 3% do débito cardíaco, são capazes de produzir grande volume de urina, podendo corresponder a 25% a 30% do peso fetal.

Sistema nervoso (SN)

Ocorre maior crescimento cerebral e maturação do sistema nervoso central (SNC), adquirindo a capacidade de dirigir os movimentos respiratórios e de controlar a temperatura do corpo. Á medida que se aproxima o final da gestação (37 a 38 semanas), o SN apresenta maturidade suficiente para executar algumas funções integrativas.

Sistema imunológico

A imunidade do feto está ligada à proteção contra infecções, além de mediar a relação entre o meio intrauterino e o exterior. O desenvolvimento do sistema imune fetal se inicia a partir do segundo trimestre e progride com a idade gestacional, mas a maturidade imune da criança só é alcançada com o passar dos anos. Desta forma, o RN apresenta alta suscetibilidade a infecções, incluindo patógenos intracelulares e infecções invasivas, com maior morbimortalidade decorrente de limitações nos mecanismos de defesa inata e adaptativa. O RN pré-termo tem um risco 5 a 10 vezes maior de adquirir infecção.

O trato gastrintestinal fetal é estéril e a sua colonização ocorre logo após o nascimento. Essa colonização apresentará diferenças na composição de micro-organismos, na dependência da via de parto e da alimentação do RN, proporcionando diversidade na microbiota, com impacto na homeostase (equilíbrio entre ativação e supressão da resposta imune) e na elaboração de tolerância a antígenos alimentares, especialmente nos dois primeiros anos de vida. A mucosa intestinal exerce um importante papel na resposta imune referente à produção de citocinas, fatores de crescimento e proteínas de membrana.

RISCOS PARA O BINÔMIO MATERNO-FETAL NO TERCEIRO TRIMESTRE

A gestação envolve várias mudanças metabólicas, dentre as quais aquelas relacionadas aos lipídios, à glicose e ao sódio.

No terceiro trimestre da gestação ocorre aumento do catabolismo, gerando um incremento nos níveis de glicerol e ácidos graxos livres, disponibilizados para transferência para o feto, o qual os usará como fontes de energia e para o metabolismo da musculatura esquelética e cardíaca.

O metabolismo dos carboidratos é regulado pelos hormônios envolvidos na segunda metade da gestação e pode ocorrer uma situação denominada "efeito diabetogênico da gravidez", caracterizada por liberação de insulina em excesso, porém com ação reduzida a nível celular. O transporte de nutrientes para o feto é realizado pela placenta, a qual regula também a sua quantidade. Se houver transporte excessivo de glicose, poderá ocorrer hiperinsulismo, com repercussão sobre a fisiologia e o desenvolvimento do feto.

O crescimento fetal, o aumento do líquido amniótico e a expansão do líquido extracelular são fatores que contribuem para a retenção de sódio. Além disso, o sistema renina-angiotensina estimula a produção de aldosterona, a qual induz à reabsorção de sódio e reduz a sua perda urinária. Os níveis de aldosterona podem aumentar até vinte vezes na gestação.

Outras alterações metabólicas e alguns ajustes anatômicos e fisiológicos ocorrem na gestante, como o aumento de tamanho dos rins (cerca de 1 cm, com aumento da filtração glomerular e do *clearance* de creatinina) e do coração (10%, com aumento da frequência cardíaca e alteração no ritmo); a leve queda na pressão arterial, mais às custas da diastólica (devido à ação de hormônios vasodilatadores que reduzem a resistência vascular periférica) e o aumento do volume sanguíneo secundário a ação hormonal, estando 50% maior na 30ª semana do que antes da gestação. Esse aumento de volume, associado às demandas da placenta e do feto, implica em uma necessidade extra de ferro e compensará a perda sanguínea durante o parto (500-600 mL no parto vaginal e 1.000 mL na cesárea).

Os riscos maternos e fetais durante o último trimestre da gestação estão relacionados principalmente à sobrecarga metabólica, cardiovascular e pulmonar, mas alguns fatores ambientais podem estar envolvidos, como a alimentação inadequada da gestante, o uso de medicamentos, de drogas lícitas ou ilícitas na gravidez e as doenças crônicas maternas preexistentes como cardiopatias, vasculopatias, pneumopatias, hepatopatias, coagulopatias, insuficiência renal, doenças endócrino-metabólicas, doenças autoimunes como lúpus eritematoso sistêmico, dermatomiosite, artrite reumatoide, e outras.

Estes problemas podem se traduzir clinicamente por:
- Hipertensão arterial sistêmica (HAS) e edema, característicos da pré-eclampsia;
- Sangramentos;
- Prematuridade;
- RCIU;
- Lesões fetais por uso crônico de medicamentos;
- Complicações infecciosas;
- Malformações, alterações fisiológicas fetais e síndrome de abstinência, secundárias ao uso de medicamentos e drogas lícitas ou ilícitas na gestação;
- Óbito fetal e materno.

As ansiedades maternas se intensificam com a proximidade do parto e nessa etapa da gestação aumentam as queixas físicas e o medo da dor e da morte que possam ocorrer no parto.

RISCOS APÓS O NASCIMENTO

Na vida extrauterina, outras situações relacionadas à gestação, ao parto e ao período pós-natal podem propiciar aumento de risco para adoecimento do RN e do lactente:
- Realização de menos que seis consultas de pré-natal;
- Nutrição materna inadequada;
- Anormalidades em exames complementares na gestação;

- Prematuridade;
- RCIU;
- Peso ao nascimento menor que 2.500 g;
- Desmame precoce;
- Mãe que se ausenta de casa por mais de oito horas por dia;
- Prole de mais de três filhos, com intervalo menor que dois anos entre as gestações.

Dismorfogênese

Os defeitos congênitos são a segunda causa de óbito em crianças menores de um ano, correspondendo a 17% dos óbitos nessa faixa etária.

Podem ter causas genéticas, ambientais ou multifatoriais (genéticas e ambientais associadas) e ocorrer durante o período embrionário ou fetal. Podem comprometer estruturas, funções ou ambas; estar presentes ao nascimento ou ter diagnóstico mais tardio; ser visíveis à inspeção, ou necessitar de exames complementares para sua identificação.

As doenças genéticas podem resultar de alterações gênicas (7% a 8% das anomalias congênitas, por herança dominante ou recessiva) e cromossômicas. Estas últimas afetam 6% a 7% dos zigotos e podem ser numéricas ou estruturais, com envolvimento de um ou mais autossomos, cromossomos sexuais ou ambos. As alterações cromossômicas numéricas resultam de um erro no processo de gametogênese, seja do óvulo ou do espermatozoide, levando a um concepto com um número maior ou menor de cromossomos.

As causas ambientais estão relacionadas a teratógenos, agentes externos ao genoma do concepto e que são capazes de produzir alterações estruturais ou funcionais durante o desenvolvimento pré-natal. Os teratógenos mais comuns são drogas e agentes infecciosos e a fase mais crítica para a sua ação ocorre durante o período de divisão celular, diferenciação e morfogênese. Os agentes teratogênicos estão classificados em:

- **Físicos:** radiação ionizante, temperatura (febre > 38,9°C no primeiro trimestre da gestação pode ser responsável por teratogênese e defeitos do tubo neural);
- **Biológicos:** agentes infecciosos (citomegalovírus, varicela-zoster, herpes simples, vírus da rubéola, zika, *Toxoplasma gondii*, *Treponema pallidum*);
- **Químicos:** medicamentos, drogas lícitas e ilícitas e outras substâncias químicas.

As anormalidades congênitas se classificam em:

- **Malformação**: anormalidade morfológica de órgão ou partes do corpo devido a um processo anormal de desenvolvimento que pode ser retardado, interrompido ou alterado resultando em estruturas incompletamente formadas ou não formadas (agenesia). Ocorre nas primeiras oito semanas de gestação (período de organogênese) e pode ser secundária a fatores genéticos e/ou multifatoriais.
- **Deformação:** estruturas fetais já formadas sofrem distorções devido a forças mecânicas extrínsecas ou intrínsecas, como ocorre em caso de pelve pequena, útero bicorno e apresentação fetal anormal. O sistema osteoarticular é o mais acometido e quando são removidas essas forças mecânicas, as estruturas adquirem sua configuração normal. Exemplo: pé torto por miopatia.
- **Disrupção ou perturbação:** defeito morfológico de um órgão, parte dele ou de uma região maior do corpo resultante de perturbação ou interferência de estruturas

previamente normais. Assim como a deformação, tem como principais causas os fatores ambientais gerando comprometimentos através de compressão, isquemia, hemorragia ou aderência de estruturas. Resulta em alterações na forma, divisão de estruturas ou ainda perda de segmentos. Os principais fatores envolvidos são: infecções (rubéola, sífilis, HIV/aids, CMV, varicela, toxoplasmose, zika), isquemia intrauterina, radiação ionizante, drogas teratogênicas (aspirina, talidomida, tetraciclina, calmantes, quinolonas, aminoglicosídeos, hidantoína, warfarina), drogadição (cocaína), alcoolismo materno. Como exemplos, temos as fendas faciais por bandas amnióticas e a microcefalia.
- **Displasia:** desorganização da estrutura normal das células do tecido, gerando a mistura anormal de tecidos oferecendo-lhe aspecto tumoral, como no hemangioma.

SITUAÇÕES QUE CLASSIFICAM A GRAVIDEZ EM ALTO E BAIXO RISCO

Algumas situações específicas envolvem riscos maiores e é importante uma avaliação criteriosa da história gestacional para elaborar estratégias capazes de minimizar os seus efeitos sobre o feto e o RN.

Características maternas
- Idade: se menor que 16 anos há dificuldade fisiológica de adaptação à gestação, podendo ocorrer inadequação alimentar com ganho excessivo de peso e risco para doença hipertensiva específica da gestação (DHEG), parto prematuro e problemas de ordem emocional; se a idade for maior que 35 anos envolve aumento na incidência de hipertensão arterial crônica, diabetes e anomalias genéticas;
- Comorbidades: diabetes, HAS, cardiopatias, nefropatias e outras doenças crônicas;
- Uso de drogas (álcool, tabaco, medicamentos não liberados para gestantes, drogas ilícitas);
- História de óbito fetal ou neonatal anterior;
- Multiparidade: grandes multíparas apresentam maior risco para parto prematuro, descolamento de placenta e rotura uterina.

Características fetais
- Malformação congênita, polidrâmnio ou oligoidrâmnio, prematuridade, gestação múltipla, RCIU.

Aspectos relacionados ao parto
- Posições anômalas (pélvico ou transverso), líquido amniótico com mecônio, bolsa rota por mais que 18 horas, descolamento prematuro de placenta.

UM POUCO SOBRE ALEITAMENTO MATERNO (AM)

Além da superioridade nutricional para lactentes, o AM relaciona-se a importantes eventos da vida, como a construção de vínculo afetivo mãe-filho, a maturação funcional mastigatória, a deglutição, a respiração e a articulação da fala.

Evidências científicas têm consolidado o AM como uma estratégia imprescindível para a redução da mortalidade infantil, da morbidade por diarreia, por infecções respiratórias e por doenças infecciosas, além de diminuir a inflamação. A IgA secretória é a principal imunoglobulina contida no leite materno (LM) e atua contra micro-organismos colonizadores de mucosas, potencialmente causadores de infecções invasivas. A proteção contra doenças crônicas autoimunes, doença celíaca, doença de Crohn, colite ulcerativa, linfoma, doença de Hodgkin e leucemia tem sido descrita na literatura, mas ainda não está bem estabelecida. Estudos sugerem que a introdução precoce de fórmulas lácteas e do leite de vaca na dieta de lactentes pode estar relacionada à obesidade infantil. Parece haver também uma associação entre o AM e um melhor desenvolvimento cognitivo infantil com repercussão na idade adulta, mas os estudos ainda são inconclusivos e os possíveis mecanismos implicados ainda são desconhecidos.

Como benefícios maternos, a literatura reporta a amamentação como um fator de proteção para o câncer de mama, ocasionando em países desenvolvidos uma redução de incidência de 6,3% para 2,7% e uma eficácia anticoncepcional de 98%, para aquelas mulheres que mantêm amenorreia durante amamentação exclusiva ou predominante nos primeiros seis meses após o parto.

De modo geral, a composição do LM é semelhante, independente de características maternas como etnia, procedência, tipo de alimentação e hábitos de vida, havendo exceção para mulheres com desnutrição grave, as quais podem apresentar diversidades qualitativas e quantitativas. A duração da gestação também modifica a composição do LM, havendo diferenças entre o leite das mães de RNs pré-termo e daqueles nascidos a termo. Igualmente, a pasteurização pode modificar a composição biológica do LM.

O colostro, secreção láctea inicial, contém maior quantidade de proteínas e de imunoglobulinas, particularmente a IgA e menos lipídios do que o leite maduro, o qual é secretado por volta de dez dias após o parto.

"TÉCNICAS" PARA AMAMENTAÇÃO

- Mãe e bebê devem estar confortáveis e relaxados. A posição ideal é aquela que prove conforto à mãe e ao filho. A mãe pode estar deitada ou sentada, com as costas e os pés bem apoiados; o bebê deve estar com o corpo próximo ao da mãe, preferencialmente na posição "barriga com barriga", com o braço ao redor da cintura da mãe e o rosto voltado para a mama, com o queixo encostado, o nariz livre e os lábios voltados para fora, semelhante a uma "boca de peixe" e deve abocanhar parte da aréola e não apenas o mamilo, para evitar fissuras nos mamilos;
- A mãe deve evitar comprimir a mama com os dedos "em tesoura" durante a mamada e, para retirar o mamilo, deverá inserir seu dedo mínimo no canto da boca do bebê, para manter a boca aberta e evitar que ele o morda;
- Para avaliar se o bebê está mamando bem, deve-se observar se ele está deglutindo o leite.

Em raras situações de contraindicações do AM (Tabela 5.3), a alimentação do RN e do lactente deverá ser orientada pelo pediatra, conforme as recomendações da SBP. Com o conhecimento atualmente disponível sobre a transmissão de algumas infecções pelo leite materno, é importante ressaltar que a tradição secular de aleitamento "cruzado" (realizado por outra mulher que não seja a mãe do bebê) é uma prática que está formalmente contraindicada.

Vale lembrar que prótese mamária de silicone não contraindica o aleitamento materno e que a mamoplastia redutora não representa contraindicação, mas pode gerar alguma dificuldade na amamentação, na dependência da quantidade de tecido glandular retirado.

Tabela 5.3 – Contraindicações ao aleitamento materno

Definitivas	Temporárias
Doenças maternas crônicas e debilitantes	- Doenças de Chagas (aguda) - Citomegalovirose materna se o RN for pré-termo com IG < 32 semanas*
Infecção materna pelo HIV	- Hanseníase e herpes com lesões em mamas
Infecção materna pelo HTLV	- Varicela com lesões em mamas ou quando as lesões surgirem 5 dias antes, ou até 2 dias após o parto* - Hepatite C se a mãe tem CV alta ou lesões mamilares sangrantes - Tuberculose não tratada - Abscessos em mamas - Mãe usando alguns medicamentos - Mãe em quimioterapia/radioterapia - Doença materna grave

*Neste caso, a criança poderá ser alimentada com o leite da própria mãe, pasteurizado em banco de leite humano (BLH), ou leite humano doado a BLH quando disponível.
Adaptada de: Manual normativo para profissionais de saúde de maternidades – referência para mulheres que não podem amamentar. Brasília, 2005.

Além de estratégia de benefícios nutricionais e imunológicos, o AM representa também uma medida de economia familiar. Em 2004, o gasto médio mensal da família com a compra de leite para alimentar um bebê nos primeiros seis meses de vida no Brasil variou de 38% a 133% do salário mínimo, dependendo da marca da fórmula infantil. A esse gasto somam-se ainda os custos com mamadeiras, gás de cozinha e eventuais gastos decorrentes de doenças que ocorrem em crianças não amamentadas.

ALGUNS PERCALÇOS NA AMAMENTAÇÃO

- Pega incorreta da região mamilo-areolar – pode dificultar a mamada e a criança pode não conseguir retirar leite suficiente, provocando agitação e choro. A pega só no mamilo (sem abocanhar a região areolar) provoca dor e fissuras, o que gera tensão materna, ansiedade e perda de autoconfiança, além de passar a acreditar que o seu leite seja "fraco";
- Fissuras – geralmente resultam de posição errada do bebê ou pega incorreta. Deve-se orientar a corrigir a posição e a pega, a não usar sabonetes, cremes ou pomadas;
- Mamas ingurgitadas – ocorrem geralmente do terceiro ao quinto dia após o parto com resolução espontânea entre 24 e 48 horas. São dolorosas, edemaciadas e, às vezes, avermelhadas. Pode ocorrer febre. Para evitar ingurgitamento, a pega e a posição para a amamentação devem estar adequadas e, quando houver excesso de leite, as mamas devem ser ordenhadas manualmente. Ingurgitamento mamário é transitório;
- Mastite – processo inflamatório ou infeccioso unilateral que pode ocorrer a partir da segunda semana após o parto, geralmente secundária a um ingurgitamento inadequadamente tratado. A amamentação na mama afetada deve ser mantida sempre que possível e a pega e a posição devem ser corrigidas.

TESTES DE TRIAGEM NEONATAL

Rastreamento para identificação precoce de várias doenças e de problemas sensoriais (auditivos e visuais). Diante de resultados positivos, deverão ser repetidos ou solicitados exames confirmatórios, na dependência do teste.

Teste do pezinho

Instituído pelo Programa Nacional de Triagem Neonatal, é um exame feito em laboratórios de análises clínicas, através de uma coleta de sangue realizada entre o terceiro e o quinto dia de vida. O SUS ampliou o exame disponibilizado de seis doenças (fenilcetonúria, hipotireoidismo congênito, síndromes falciformes, fibrose cística, hiperplasia adrenal congênita e deficiência de biotinidase) para 50, distribuídas em 14 grupos de doenças.

A ampliação foi através da Lei Nº 14.154, de 26 de maio de 2021 e a sua implementação será realizada de forma escalonada:

- Primeira etapa: inclusão de doenças relacionadas ao excesso de fenilalanina, patologias relacionadas à hemoglobina e toxoplasmose congênita.
- Segunda etapa: nível elevado de galactose no sangue; aminoacidopatias; distúrbio do ciclo de ureia; e distúrbios de betaoxidação de ácidos graxos.
- Terceira etapa: doenças que afetam o funcionamento celular.
- Quarta etapa: problemas genéticos no sistema imunológico.
- Quinta etapa: incluirá a atrofia muscular espinhal.

O objetivo é detectar doenças genéticas, endócrinas e metabólicas cujas manifestações estão ausentes ao nascimento, mas podem surgir nas primeiras semanas de vida e requerem tratamento precoce, geralmente dentro dos primeiros três meses de idade.

Teste do reflexo vermelho (teste do olhinho)

Exame indolor, de fácil e rápida execução com o uso de oftalmoscópio por pediatra treinado, não sendo necessário encaminhar ao oftalmologista para realização desse teste. Também não é necessário o uso de colírios midriáticos nem de cicloplégicos. Em sala escura ou com pouca luminosidade, o feixe de luz do oftalmoscópio deve ser posicionado a uma distância de aproximadamente 30 cm de cada olho do bebê. Para que o reflexo vermelho possa ser visualizado, é necessário que não haja obstáculo à entrada e à saída de luz pelo orifício pupilar. O reflexo vermelho deve ser simétrico e homogêneo em ambos os olhos e, caso haja dificuldade em visualizá-lo, o bebê deverá ser encaminhado com urgência ao oftalmologista. Esse teste é uma triagem para qualquer problema que possa obstruir o eixo óptico e causar opacidade de meios como catarata congênita, glaucoma congênito, grandes tumores, inflamações intraoculares importantes ou hemorragias intravítreas.

O pediatra deve informar à família sobre a importância desse teste para triagem de importantes causas de cegueira na infância, como a catarata e o glaucoma congênitos, os quais ocorrem em 0,4% e 1:10:000 nascidos vivos, respectivamente. O retinoblastoma também pode interferir com o reflexo luminoso proveniente da retina, e tem uma incidência de 1:15.000 nascidos vivos.

Esse teste é uma triagem para bebês normais, não permitindo detectar a retinopatia da prematuridade. Bebês prematuros deverão ser submetidos a mapeamento de retina entre a quarta e a sexta semana de vida extrauterina.

Triagem auditiva neonatal por emissões otoacústicas (teste da orelhinha)

Feito por fonoaudiólogo, objetiva detecção precoce de deficiência auditiva, quando presente. Pode ser realizado após o nascimento, ainda na maternidade, entretanto, a presença de vérnix em ouvidos pode inicialmente sugerir falha na audição e levar a necessidade de repetição. Havendo alteração detectada na repetição, deverá ser avaliado por otorrino e ampliar a investigação diagnóstica para deficiência auditiva, a qual tem uma incidência de 1,5 a 5,95:1.000 RNs nascidos vivos.

Teste do coraçãozinho

Deve ser realizado entre 24 e 48 horas de vida, por médico ou outro membro da equipe de saúde, antes da alta da maternidade. É uma medida da saturação periférica de oxigênio (SpO_2) no sangue do RN, usada para avaliação de risco para cardiopatias congênitas críticas, presentes em 1 a 2:1.000 nascidos vivos e que podem evoluir para complicações graves como choque, hipóxia ou óbito precoce, antes de receber tratamento adequado.

A aferição rotineira da oximetria de pulso em RNs com idade gestacional > 34 semanas tem sensibilidade de 75% e especificidade de 99% para detecção precoce de cardiopatias congênitas críticas. Deve ser feita no membro superior direito e em um membro inferior. O RN deve estar com as extremidades aquecidas e o monitor mostrar uma onda de traçado homogêneo. O exame é considerado normal se a SpO_2 for maior ou igual a 95% em ambos os membros, com diferença menor que 3% entre as medidas e anormal, se a SpO_2 for < 95% ou a diferença for > 3%. Se o resultado for anormal, a aferição deverá ser repetida após uma hora e caso o resultado se confirme, deverá ser realizado um ecocardiograma dentro das 24 horas seguintes.

Protocolo de avaliação do frênulo da língua em bebês (teste da linguinha)

Este exame é feito por fonoaudiólogo e objetiva detectar anquiloglossia (língua presa). Apesar de ser obrigatório em hospitais e maternidades públicas e particulares através da Lei Federal 13.002/2014, esse exame não é reconhecido como necessário pela SBP, conforme parecer e nota de esclarecimento dos Departamentos de Neonatologia e Otorrinolaringologia. O posicionamento da SBP decorre da baixa morbidade da anquiloglossia e da carência de estudos internacionais que definam critérios diagnósticos, indicações terapêuticas e opções de tratamento para diferentes faixas etárias. A recomendação de obrigatoriedade do exame foi embasada em estudo único com amostra muito pequena (10 pacientes), o qual não tem poder para generalização e inclusão na rotina.

Teste da bochechinha

É um exame genético realizado em amostra de saliva, cuja coleta é feita com *swab* intraoral, na região da bochecha. Utiliza técnicas de Sequenciamento de Nova Geração (NGS), as quais conseguem analisar os genes e avaliar pequenos fragmentos do DNA. Desta forma, podem ser identificadas alterações no DNA que indiquem alta probabilidade de desenvolver uma das doenças graves investigadas pelo exame e poder adotar estratégias de controle e tratamento antes das manifestações clínicas. Oportuniza identificação precoce mais de 320 doenças, as quais tem tratamento disponível.

Representa um avanço da Medicina de Precisão, mas ainda não está disponível em larga escala; está disponibilizado apenas em centros de referência para doenças raras. Não é coberto pela rotina do SUS e nem pela maioria dos planos de saúde.

Exames Complementares no Pré-natal

6

☞ Objetivos
Descrever os exames complementares usados para diagnóstico de problemas materno-fetais na gestação.

☞ Conteúdo
Rotina pré-natal de exames laboratoriais e de imagem do Ministério da Saúde; triagem da Rede Cegonha para infecções; correlação entre exames laboratoriais, riscos fetais e possibilidade de intervenções obstétricas e pediátricas diante dos resultados alterados; investigação complementar de malformações fetais e síndromes genéticas; procedimentos invasivos.

ROTINA DE EXAMES COMPLEMENTARES DO MINISTÉRIO DA SAÚDE PARA O PRÉ-NATAL

O Programa de Humanização no Pré-natal e Nascimento do Ministério da Saúde considera fundamentais no pré-natal os seguintes exames complementares:

Exames laboratoriais

- **Solicitação na primeira consulta:** tipagem sanguínea (ABO/Rh), hemoglobina (Hb) e hematócrito (Ht); glicemia de jejum; testes sorológicos para sífilis (VDRL); HIV, toxoplasmose e hepatite B (HBsAg); teste para falcemia; urina tipo 1 e colpocitologia oncótica (avaliar indicação desta última).
- **Repetição próximo à 30ª semana de gestação:** Hb e Ht; glicemia de jejum; VDRL, testes sorológicos para HIV e toxoplasmose; urina tipo 1.

A Rede Cegonha do Ministério da Saúde atua desde 2011 promovendo ações no pré-natal, parto, puerpério e desenvolvimento da criança durante os primeiros dois anos de vida, visando reduzir a morbimortalidade materna e infantil. O Projeto Triagem Pré-natal é uma iniciativa da Rede Cegonha e consiste na coleta de sangue de mulheres que realizam pré-natal no SUS para fazer testes cromatográficos em papel de filtro (tecnologia semelhante à do teste do pezinho), com pesquisa de hemoglobinopatias e triagem pré-natal para infecções por HIV, HTLV, CMV, vírus das hepatites B e C, *Toxoplasma gondii* e *Treponema pallidum*. Essa tecnologia do papel de filtro permite resultados em 15 dias.

Exames de imagem

Ultrassonografia (USG) obstétrica

De acordo com as evidências científicas atuais, a USG no início da gravidez (entre 8 e 10 semanas) é o melhor método para determinação da idade gestacional (IG). Além disso, detecta precocemente gestações múltiplas e malformações fetais, mesmo quando não há suspeição clínica. Se possível, deverá ser realizada uma USG por trimestre, ou no mínimo, um exame deverá ser viabilizado entre a 20ª e a 22ª semana de gestação, objetivando obter maior precisão quanto à IG, avaliar a anatomia fetal e a medida do colo uterino e ajudar a identificar os casos de maior risco para trabalho de parto prematuro.

A USG morfológica de primeiro trimestre com *Dopplerfluxometria* é indicada rotineiramente para todas as gestantes. Nesse exame é possível uma análise criteriosa da idade gestacional, da anatomia fetal, dos marcadores de risco para as principais doenças genéticas (Síndromes de Down, de Patau e de Edwards) e um rastreamento para alterações cardíacas pela análise do *Doppler* do ducto venoso e da valva tricúspide. Nesse período, também pelo estudo Doppler das artérias uterinas é possível rastrear os casos que poderão desenvolver RCIU e pré-eclampsia precoce, possibilitando assim, intervenções que possam reduzir a morbimortalidade perinatal.

A correlação entre os resultados dos exames laboratoriais da gestante e os riscos fetais está descrita no Tabela 6.1, bem como as intervenções obstétricas e pediátricas pertinentes a cada situação.

Tabela 6.1 – Correlação exames da gestante × riscos fetais e possíveis intervenções obstétricas e pediátricas

Exame	Recomendação na rotina	Resultado passível de intervenção	Riscos fetais e neonatais se resultado alterado	Intervenções diante de resultado alterado	
				Obstétricas	Pediátricas
Tipagem sanguínea/ fator Rh	Na 1ª consulta	Gestante Rh (-) e parceiro Rh (+): fazer teste de Coombs indireto (CI); CI (-): repetir mensalmente; CI (+): classificar como pré-natal de alto risco	No feto: Hidropsia No RN: Icterícia neonatal com risco para kernicterus	Solicitar Coombs indireto; vigiar hidropsia fetal; indicar imunoglobulina anti-Rh na gestação (28 a 34 semanas) e pós-parto (1ªs 72 horas)	**Pré-natal:** vigiar hidropsia fetal e uso de imunoglobulina anti-Rh na gestação(28 a 34 semanas) **Pós-natal:** vigiar icterícia e risco para kernicterus
Hb e Ht	Na 1ª consulta Repetir a cada trimestre	Níveis baixos (anemia)	Anemia RN PIG	Tratar a anemia; Solicitar exame parasitológico de fezes e se positivo tratar as parasitoses	**Pré-natal:** verificar agravamento da anemia da gestante **Pós-natal:** vigiar anemia no RN, ganho de peso, risco para complicações

Continua...

Tabela 6.1 – Correlação exames da gestante × riscos fetais e possíveis intervenções obstétricas e pediátricas – continuação

Exame	Recomendação na rotina	Resultado passível de intervenção	Riscos fetais e neonatais se resultado alterado	Intervenções diante de resultado alterado	
				Obstétricas	Pediátricas
Glicemia de jejum	Gestante sem fator de risco para DM na 1ª consulta. Se há fator de risco para DM fazer curva glicêmica de 75g na 1ª consulta, e se alterado tratar. Se for normal repetir entre 24 e 28 semanas	Hipoglicemia Hiperglicemia	RN PIG com risco para hipoglicemia e doença futura RN GIG com riscos para hipoglicemia/hiperglicemia	Rastreamento para diabetes Caso positivo: manejar o caso e acompanhar ganho ponderal da gestante	**Pré-natal**: verificar ganho de peso da gestante **Pós-natal**: vigiar a glicemia do RN (hipo/hiperglicemia)
Teste para falcemia	Na 1ª consulta	Se negativo encerrar a pesquisa Se positivo solicitar a eletroforese de hemoglobina	Aumento de risco para ITU, RCIU, RNPT, sofrimento fetal e maior mortalidade perinatal	Rastreamento para ITU e bacteriúria assintomática, tratamento das infecções, crises álgicas e venoclusivas	**Pós-natal**: triagem do RN para infecção e sepse; vigilância de anemia; triagem para hemoglobinopatias (teste do pezinho)
Urina tipo 1 + Urocultura	Na 1ª consulta Repetir próximo à 30ª semana	Valorizar: proteinúria, hematúria, cilindrúria, bacteriúria assintomática	RN PIG (por hipertensão); pré-eclampsia; ITU	Acompanhar como pré-natal de alto risco; anti-hipertensivo; tratamento da ITU	Triagem para infecção; se for RN PIG: vigiar distúrbios metabólicos
VDRL	Na 1ª consulta Repetir próximo à 30ª semana	**Negativo**: repetir a cada trimestre **Positivo**: fazer teste confirmatório (FTA-Abs/MHATP) e testar o(s) parceiro(s)	Sífilis congênita com ou sem neurossífilis	FTA-Abs ou MHATP **"não reagente"**: descartar sífilis (reação cruzada); **"reagente"**: tratar sífilis [gestante e parceiro(s)]	**Pré-natal**: checar tratamento da gestante e parceiro(s) **Pós-natal**: investigar sífilis no RN e tratar se houver indicação
Testagem anti-HIV	Na 1ª consulta	**Negativo**: repetir próximo à 30ª semana **Positivo**: avaliar intervenção profilática ou terapêutica	Risco de transmissão vertical do HIV	Uso de TARV – protocolo gestante (durante a gestação, no trabalho de parto e durante o parto)	**Pré-natal**: verificar TARV – protocolo na gestação e no parto **Pós-natal**: a escolha do esquema profilático dependerá da classificação do risco de exposição ao HIV, se BAIXO (usa apenas AZT por 28 dias) ou ALTO (usa três ARV: AZT, Lamivudina (3TC) e RAL, por 28 dias)

Continua...

Tabela 6.1 – Correlação exames da gestante × riscos fetais e possíveis intervenções obstétricas e pediátricas – continuação

Exame	Recomendação na rotina	Resultado passível de intervenção	Riscos fetais e neonatais se resultado alterado	Intervenções diante de resultado alterado	
				Obstétricas	Pediátricas
Hepatite B Sorologia (HBsAg) Testagem de soroconversão (anti-HBs)	Na 1ª consulta Na 1ª consulta	**Positiva** **Negativa:** repetir próximo à 30ª semana **Negativo** (< 10) indicar vacinação **Positivo** (> 10) considerar imune	Riscos para: RNPT e TV da hepatite B; cronificação e carcinoma hepatocelular nas 1ªs décadas de vida	Manejo da hepatite B na gestante (recomendações do MS) Verificar vacinação e soroconversão da gestante; vacinar se anti-HBs for < 10	**Pré-natal:** verificar vacinação gestante **Pós-natal:** fazer Imunoglobulina humana anti-hepatite B e vacinação do RN nas 1ªs 12 horas de vida; indicar LM exclusivo
Sorologia para hepatite C		Positivo	Risco para TV da hepatite C	RNA-PCR para HCV evitar procedimentos invasivos e tempo de ruptura de membranas > 6 horas para reduzir o risco de TV	**Pós-natal:** não usar LM se mamilos com fissuras sangrantes; fazer RNA-PCR para HCV com 1 a 2 meses e sorologia aos 18 meses
Sorologia para toxoplasmose (IgM e IgG)	Na 1ª consulta Repetir a cada trimestre	IgM(-)/IgG(-): gestante suscetível IgM(-)/IgG(+): gestante imune **IgM(+)/IgG(-):** **infecção aguda** IgM (+)/IgG(+): fazer teste de avidez de IgG (encaminhar para serviço de medicina fetal)	Risco de TV e toxoplasmose congênita (alterações sensoriais, microcefalia e outras)	Tratamento da gestante durante toda a gestação, com o objetivo de reduzir os riscos da TV	Triagem neonatal para toxoplasmose, iniciar tratamento se IgM (+) ou aumento progressivo de títulos de IgG; acompanhar visão e audição; encaminhar à infectopediatria
Triagem para CMV	Triagem em papel filtro (IgM)	IgM positiva	Risco de TV e de CMV congênita (alterações sensoriais, microcefalia e outras)	Aconselhamento sobre o risco de TV – 30% - 40% se infecção primária e 0,2% - 1,8% na recorrência (durante a gravidez, o parto e via LM)	**Pré-natal:** aconselhamento sobre a TV do CMV **Pós-natal:** sorologia (IgM e IgG) encaminhar à infectopediatria
Triagem para HTLV I e II	Triagem em papel filtro	Positiva	Risco de TV	Aconselhamento sobre a TV via LM e orientação para não amamentar	Aconselhamento sobre a TV via LM e prescrição de fórmula láctea

Hb = hemoglobina; Ht = hematócrito; RN PIG = recém-nascido pequeno para a idade gestacional; RN GIG = recém-nascido grande para a idade gestacional; RNPT = recém-nascido pré-termo; DM = diabetes mellitus; ITU = infecção do trato urinário; TV = transmissão vertical; TARV = terapia antirretroviral; AZT = zidovudina; CV = carga viral; NVP = nevirapina; LM = leite materno; HTLV I e II = vírus linfotrópico de células T humanas I e II; HIV = vírus da imunodeficiência humana; CMV = citomegalovírus; RNA-PCR = reação em cadeia de polimerase; HCV = vírus C de hepatite; IgM = imunoglobulina M; IgG = imunoglobulina G; (+) = positivo; (-) = negativo.

Investigação complementar para malformações fetais e síndromes genéticas

A presença de malformações fetais, ainda que incompatíveis com a vida, não respalda legalmente a interrupção da gestação no Brasil (anencefalia é a exceção). O nascimento de um bebê com malformação tem alto impacto psicológico e social sobre a família, o qual pode ser amenizado pela detecção precoce das alterações, ainda durante o pré-natal, propiciando um período para adaptação e planejamento para a recepção, aceitação e cuidados ao RN em situação especial. Para esse planejamento é essencial a construção precoce de vínculo entre a família e o pediatra.

A avaliação complementar para investigar malformações deverá ser focada nas etapas do desenvolvimento fetal e na escolha do melhor período da gestação para detectar essas anomalias.

Os principais exames estão relacionados à avaliação fetal por imagem, mas poderão ser indicados exames invasivos como parte do processo de diagnóstico.

Ultrassonografia morfológica do primeiro trimestre com *Doppler* (inclui a translucência nucal)

Exame que avalia a medida do líquido da nuca, a presença do osso nasal, o fluxo do ducto venoso e a valva tricúspide através de USG executada quase sempre por via abdominal. É um exame de apreciação de risco preditor para algumas alterações anatômicas fetais e cromossômicas, particularmente a Síndrome de Down, com sensibilidade de 80%. Deve ser realizada entre a 11ª e a 14ª semana gestacional. Adicionalmente, os riscos de pré-eclâmpsia e de RCIU são avaliados pelo *Doppler* das artérias uterinas associado à história clínica e obstétrica da mãe juntamente com suas características demográficas

Ultrassonografia morfológica fetal do segundo trimestre com cervicometria

Esse exame tem melhor sensibilidade quando realizado por médico especialista em Medicina Fetal, ao contrário da USG obstétrica que pode ser realizada por médico capacitado para fazer USG geral. Avalia minuciosamente a anatomia fetal e realiza a sua biometria, com descrição detalhada dos resultados encontrados, além de pesquisar marcadores para síndromes genéticas. Adicionalmente a esse exame é realizada uma ultrassonografia endovaginal para medida do colo do útero (cervicometria) e cálculo do risco de parto prematuro.

Essa USG morfológica deve ser realizada, preferencialmente, entre 20 e 24 semanas de idade gestacional, período no qual esse exame é capaz de detectar anomalias estruturais fetais com uma sensibilidade de 85%. Fora dessa idade gestacional a sensibilidade para malformações é reduzida.

Ultrassonografia morfológica fetal do terceiro trimestre

O objetivo é complementar o que não foi visto no exame do segundo trimestre. A importância de se realizar o exame nesse período justifica-se pelo fato de algumas malformações só se tornarem visíveis pela ultrassonografia no terceiro trimestre, tais como alguns casos de hidrocefalia, as dilatações renais, algumas cardiopatias, e, principalmente, as patologias intestinais, as quais geralmente aparecem no terceiro trimestre.

Procedimentos invasivos

Podem ser realizados durante a gestação com fins diagnósticos e terapêuticos. Alguns são de fácil execução e envolvem riscos mínimos para complicações, outros são mais complexos, com altas taxas de complicações. Para a sua realização é necessário informar sobre os riscos, além de obter um consentimento escrito da gestante ou do seu responsável.

Procedimentos invasivos mais comuns na assistência obstétrica
Amniocentese diagnóstica transabdominal

Apesar de ser um procedimento diagnóstico invasivo comum no pré-natal, apresenta baixa ocorrência de complicações e o risco de induzir o abortamento situa-se em torno de em torno de 1%. Deve ser realizada após a 16ª semana de gestação, porque antes dessa idade gestacional existe o risco de rotura do âmnio.

A coleta de líquido amniótico, realizada em serviço de medicina fetal e guiada por ultrassom, é feita pela inserção de uma agulha acoplada a uma seringa através do abdômen e parede uterina, até perfurar o córion e o âmnio.

Principais indicações:
- Idade materna maior ou igual a 38 anos;
- Mulheres portadoras de erros inatos do metabolismo;
- Mulheres com distúrbios recessivos ligados ao cromossomo X (exemplo: hemofilia);
- Pai ou mãe com anormalidade cromossômica;
- Filho anterior com trissomia (exemplo: Síndrome de Down);
- História de DFTN na família;
- Achado de malformação fetal na gestação atual.

Biópsia de vilo corial

Consiste na coleta de uma pequena amostra da placenta objetivando realizar estudos citogenéticos, bioquímicos e moleculares. A coleta de material, guiada por USG, pode ser feita ambulatorialmente, não necessitando de ambiente cirúrgico e deve ser realizada entre 11 e 14 semanas de gestação, embora haja estudos com esse exame em fases mais tardias.

Antes de fazer o exame, a paciente ou seu responsável deverá receber e assinar um termo de consentimento livre e esclarecido, informando sobre as complicações mais frequentes: perda sanguínea, contrações, dor em abdomen inferior, febre, e risco de perda fetal variando de 0,5% a 1%. Há possibilidade de aloimunização desencadeada por esse procedimento. Assim, gestantes Rh negativas, com Coombs indireto negativo e parceiros Rh positivos ou indeterminados devem usar imunoglobulina anti-Rh para sua prevenção.

Transmissão Vertical de Infecções e Interpretação de Exames Complementares

7

> ☞ **Objetivos**
>
> Discutir a transmissão vertical de infecções, os métodos diagnósticos e as intervenções profiláticas.
>
> ☞ **Conteúdo**
>
> Aspectos da transmissão vertical de doenças infecciosas: COVID-19, HIV/aids, HTLV, CMV, Herpes 1 e 2, rubéola, toxoplasmose, sífilis, hepatites B e C, dengue, zika, chikungunya; exames complementares na gestação e no RN e sua interpretação; relação entre essas infecções, a via de parto e o aleitamento materno; intervenções profiláticas na gestação, trabalho de parto, parto e período pós-natal.

TRANSMISSÃO VERTICAL DE INFECÇÕES E INTERPRETAÇÃO DE EXAMES LABORATORIAIS

Para realizar a consulta pediátrica pré-natal, o Pediatra necessita conhecer alguns aspectos dessas infecções quando ocorrem na gestação, com o objetivo de orientar os pais sobre a possibilidade de intervenções profiláticas e terapêuticas na gestação, trabalho de parto, parto e período neonatal.

As infecções congênitas correspondem a 20% do total de doenças perinatais. Algumas dessas infecções podem ser assintomáticas na gestação, o que pode dificultar o diagnóstico. A gravidade dessas infecções no feto e no RN depende da idade gestacional de aquisição da infecção, sendo maior no período de organogênese, quando podem ocorrer embriopatias por agentes infecciosos.

A transmissão vertical pode ocorrer por via transplacentária (rubéola, sífilis, toxoplasmose, CMV, zika e outras), através de microtransfusões durante o parto (hepatite B, hepatite C, HIV, chikungunya) ou contato com secreções no canal de parto (CMV e Herpes) e pós-natal, via aleitamento materno (HIV, HTLV e CMV) ou através da exposição a secreções maternas, de origem respiratória ou outras.

Os métodos diagnósticos mais utilizados são os testes sorológicos. Pediatras e obstetras devem estar familiarizados com esses testes e aptos a interpretar os seus resultados. Devem ainda considerar a possibilidade de reativação na gestação da infecção pelo *Herpes simples 1* e *2*, pelo *T. gondii* e pelo CMV.

TRANSMISSÃO VERTICAL DO SARS-COV-2/COVID-19

Publicações de 2020 sugeriram que a transmissão vertical do SARS-CoV-2 é possível, porém pouco provável. Há descrição de poucos casos sugestivos de transmissão vertical, com IgM positiva no RN, porém com queda rápida dos títulos, levantando a possibilidade de falso-positivos e relatos de RT-PCR positivo no líquido amniótico e de alterações isquêmicas, trombóticas e inflamatórias em placentas. Esses relatos colocam esta como uma possível via rara de transmissão, mas os dados existentes até o momento são inconclusivos a respeito da transmissão placentária. As dificuldades em estabelecer um diagnóstico devem-se ao conhecimento parcial sobre a doença, à falta de definições padronizadas que permitam comparações de dados entre diferentes estudos e à ausência de um sistema de combinação de testes confirmatórios capazes de determinar a ocorrência e o momento da infecção. Além disso, apesar da identificação nas células da placenta de receptores da enzima conversora de angiotensina 2 (ACE-2) necessária para a entrada do SARS-CoV-2 nas células, não se sabe se há expressão diferenciada por idade gestacional.

O que se tem observado em relação aos RN infectados é que, na maioria das vezes a transmissão do SARS-CoV-2 ocorre no período pós-natal e é secundária à exposição a gotículas da mãe ou de outros cuidadores infectados.

Há pouco conhecimento sobre as repercussões da COVID-19 no primeiro e segundo trimestres da gestação. Como na infecção adquirida podem ocorrer alterações neurossensoriais, idealmente os RN devem ser investigados para déficits auditivos.

Embora o SARS-CoV-2 tenha sido detectado no leite materno por RT-PCR, não há evidência de possibilidade de replicação viral, por isso o aleitamento materno deve ser mantido. Anticorpos específicos para SARS-CoV-2 tipo IgG, IgM e IgA também foram detectados no leite materno mas ainda não se conhece o seu papel na proteção contra a infecção em bebês amamentados.

Todos os RN de mãe com infecção suspeita ou confirmada pelo SARS-CoV-2 devem ser testados com 24 horas, com *swab* nasofaríngeo ou orofaríngeo, independente de apresentarem sintomas. Se o resultado for negativo, deverá ser realizada nova coleta com 48 horas.

Não há indicação para alterar a via de parto da gestante com COVID-19.

Como a transmissão do vírus é respiratória, orienta-se à puérpera sintomática com COVID-19 as seguintes ações profiláticas:
- Lavar as mãos antes de amamentar ou de ordenhar;
- Usar máscara durante a amamentação ou ordenha;
- Lavar as mamas com água e sabão antes de amamentar ou ordenhar, pelo risco de ter gotículas respiratórias;
- Solicitar ajuda de uma pessoa saudável para oferecer o LM ordenhado ao RN;
- Higienizar com água e sabão os materiais e equipamentos utilizados para a ordenha.

Os conhecimentos a respeito da COVID-19 estão sendo construídos durante a pandemia, de forma que, a qualquer momento, novos conceitos podem ser estabelecidos a esse respeito.

TRANSMISSÃO VERTICAL DO HIV

A transmissão vertical é o modo de aquisição mais prevalente para a aquisição do HIV na infância, sendo responsável pela quase totalidade dos casos de aids em crianças no

Brasil. As demais crianças se infectam por outras vias, como transfusão de sangue e hemoderivados contaminados pelo HIV ou, em crianças maiores e adolescentes, via sexual ou pelo uso de drogas endovenosas.

Vias para transmissão vertical
- **Intrauterina:** rara;
- **Durante o parto:** a mais frequente;
- **Através do aleitamento materno**.

Recomendações para redução do risco da transmissão vertical
- **Via de parto:** a carga viral materna é o maior preditor de risco para a transmissão vertical e determinante da indicação da via de parto. Gestantes em uso de terapia antirretroviral (TARV) e com supressão sustentada da carga viral poderão ter parto via vaginal, exceto se houver algum outro fator que modifique essa indicação. Se a carga viral for desconhecida ou > 1.000 cópias/mL após 34 semanas de gestação, a cesárea eletiva está indicada na 38ª semana de gestação, para diminuir o risco de transmissão vertical. Se houver possibilidade, deverá ser realizado o parto empelicado, com a retirada do feto envolto nas membranas corioamnióticas íntegras.
- **Aleitamento materno:** contraindicado.
- **Outras intervenções:** cuidados imediatos prestados ao RN após o nascimento devem ser direcionados a evitar contato prolongado com o sangue da mãe: limpar com compressas macias todo o sangue e secreções visíveis no corpo do RN e encaminhá-lo imediatamente para banho em água corrente (torneira ou chuveiro), ainda na sala de parto. O clampeamento do cordão deverá ser feito imediatamente após o nascimento. Se necessitar aspiração de vias aéreas ao nascer, essa deverá ser feita bem delicadamente, visando evitar traumatismos em mucosas.
- Uso de TARV na gestação e no RN.

O Ministério da Saúde atualizou em fevereiro/2021 as recomendações para a profilaxia do recém-nascido exposto ao HIV, mediante o uso de Raltegravir (RAL) 100 mg, grânulos para suspensão oral, em substituição à Nevirapina (NVP). A modificação foi instituída devido às altas taxas de resistência da NVP em contexto mundial e à melhor eficácia e barreira genética do RAL.

A profilaxia deve ser iniciada o mais precocemente possível após o nascimento, preferencialmente nas primeiras quatro horas de vida. A indicação da profilaxia após 48 horas do nascimento deve ser avaliada de forma individualizada.

Para escolha do esquema profilático, o risco de exposição ao HIV deve ser classificado em ALTO ou BAIXO, de acordo com os critérios:
- BAIXO RISCO (usa apenas AZT por 28 dias):
  - Uso de TARV na gestação **E**:
  - Carga Viral (CV) do HIV indetectável a partir da 28ª semana (3º trimestre) **E**:
  - Sem falha na adesão à TARV.
- ALTO RISCO (usa três ARV: AZT, Lamivudina (3TC) e RAL, por 28 dias):
  - Mãe sem pré-natal **OU**:

- Mãe sem TARV durante a gestação **OU**:
- Mãe com indicação para profilaxia no parto e que não a recebeu **OU**:
- Mãe com início de TARV após 2ª metade da gestação **OU**:
- Mãe com infecção aguda pelo HIV durante a gestação ou aleitamento **OU**:
- Mãe com carga viral do HIV (CV-HIV) detectável no 3º trimestre, recebendo ou não TARV **OU**:
- Mãe sem CV-HIV conhecida **OU**:
- Mãe com Teste Rápido (TR) positivo para o HIV no momento do parto (sem diagnóstico e/ou seguimento prévio).

Doses recomendadas dos ARV:

- Zidovudina (AZT) solução oral 10 mg/mL:
  - RN com IG maior ou igual a 35 semanas: 4 mg/kg/dose, 12/12 horas;
  - RN com IG entre 30 e 35 semanas: 2 mg/kg/dose de 12/12 horas por 14 dias e 3 mg/kg/dose de 12/12 horas, a partir do 15º dia;
  - RN com IG menor que 30 semanas: 2 mg/kg/dose, de 12/12 horas;

Caso seja necessário usar AZT parenteral (EV), a dose é 75% da dose oral, com o mesmo intervalo entre as doses.

- Lamivudina (3TC) solução oral 10 mg/mL:
  - RN com IG maior ou igual a 32 semanas, do nascimento até 4 semanas de vida: 2 mg/kg/dose, de 12/12 horas
- Raltegravir (RAL) 100 mg granulado para suspensão oral:
  - 1ª semana: 1,5 mg/kg uma vez por dia;
  - A partir da 2ª semana até 4ª semana: 3 mg/kg duas vezes por dia.

Diagnóstico na gestação

O rastreamento de gestantes positivas para HIV é recomendado pelo Ministério da Saúde para todas as gestantes na primeira consulta de pré-natal, ou no primeiro trimestre de gestação. Se o resultado for negativo, essa testagem deverá ser repetida no terceiro trimestre. Caso a amostra seja reagente para o HIV, a gestante deverá ser encaminhada para serviço de referência em IST/aids, onde será mensurada a carga viral e instituído o protocolo de TARV para a gestante, seja por indicação terapêutica ou profilática (para reduzir os riscos de transmissão materno-infantil). Caso a gestante não comprove duas sorologias negativas para HIV à admissão na maternidade, sendo uma no terceiro trimestre, deverá ser realizado um teste rápido, a fim de conhecer o seu *status* sorológico. Se o teste rápido for reagente, deverá ser instituída a profilaxia da transmissão vertical.

Diagnóstico da criança infectada

Intervenções adequadas durante o pré-natal, o parto e a amamentação conseguem reduzir o risco de transmissão vertical do HIV de 15% a 45% para menos de 1%.

Imediatamente após o nascimento, antes de iniciar os ARV, deve ser coletado sangue periférico do RN para exames laboratoriais: o primeiro teste molecular para quantificação do HIV-RNA/carga viral do HIV (CV-HIV) e outros exames para acompanhar possíveis efeitos adversos dos ARV. Essa coleta, entretanto, não deve atrasar o início da profilaxia ARV, o qual deve ocorrer ainda na sala de parto após os cuidados imediatos, preferencialmente nas primeiras quatro horas após o nascimento.

De acordo com o resultado da CV-HIV, será definido o tempo para a nova coleta: se for detectável (qualquer valor), a nova coleta deverá ser realizada imediatamente. Caso a primeira CV-HIV seja indetectável, a segunda coleta será feita aos 14 dias de vida. A investigação deverá prosseguir até definição do diagnóstico, para os casos não confirmados, com coletas de CV-HIV em duas e oito semanas após o término da profilaxia ARV. A criança será considerada infectada pelo HIV mediante dois resultados de CV-HIV detectáveis, acima de 5.000 cópias/mL ou DNA pró-viral positivo e, nesse caso, deverá ser avaliada para genotipagem e instituição de TARV.

As crianças que foram expostas ao HIV na gestação deverão ser acompanhados em serviço especializado em IST/aids até a adolescência, ainda que sejam soronegativas, para rastrear complicações secundárias à exposição aos antirretrovirais (ARV) na gestação.

TRANSMISSÃO VERTICAL DO CITOMEGALOVÍRUS (CMV)

A gestante pode apresentar infecção primária assintomática ou sintomática pelo CMV e podem ocorrer reativações pelo vírus latente e reinfecções por cepas diferentes (recorrência da infecção). As recorrências na gestação geralmente são assintomáticas. Na primoinfecção o risco de transmissão vertical é de 30% a 40% e na reativação é de 0,2% a 1,8%. A aquisição de uma nova cepa viral durante a gestação tem sido estudada como outra forma de transmissão na presença de anticorpos maternos prévios, ou seja, com IgG reagente.

Vias para transmissão vertical
- **Intrauterina:** por via transplacentária em qualquer período da gestação;
- **Durante o parto** vaginal por contato com a secreção cervical materna (25% - 50% das crianças expostas no canal de parto);
- **Depois do parto:** pelo aleitamento materno, com pico de excreção viral pelo LM entre duas semanas e dois meses e risco de transmissão de 39% a 59% para os bebês em AM por mais de um mês.

A infecção adquirida durante o parto ou pelo LM é geralmente assintomática no RN a termo e imunocompetente.

Recomendações para redução do risco da transmissão vertical
- **Via de parto:** não há recomendação quanto à indicação da via de parto;
- **Aleitamento materno:** até 40% dos lactentes filhos de mulheres soropositivas para o CMV se infectam ao fim do primeiro mês de vida, mas a infecção é assintomática e não deixa sequelas. Por isso, o LM pode ser mantido com segurança em RN a termo, mas RNPT com IG abaixo de 30 semanas e com peso ao nascer menor que 1.500g que adquirem CMV do leite materno podem apresentar infecção sintomática significativa, semelhante à sepse de início tardio, por isso está contraindicado o consumo de LM cru. Esses prematuros poderão receber LM pasteurizado, também recomendado para crianças com imunodeficiência por qualquer etiologia.

Diagnóstico na gestação

O diagnóstico pode ser feito quando há soroconversão de IgG-negativa para IgG-positiva, ou IgM positiva, se confirmada por IgG de baixa avidez, uma vez que a IgM pode permanecer positiva por até 18 meses após a fase aguda da infecção.

Diagnóstico da infecção fetal

A infecção fetal é diagnosticada por cultura viral positiva ou PCR no líquido amniótico. A reação em cadeia da polimerase (PCR) é o método mais sensível para a pesquisa no líquido amniótico, depois da 21ª semana de gestação. Deve ser realizada pelo menos seis semanas após os sintomas da infecção por CMV. A positividade da PCR confirma a infecção fetal, entretanto não estabelece prognóstico, sendo necessária a realização de USG para investigar malformações fetais.

Diagnóstico da criança infectada

O diagnóstico da infecção congênita no RN é feito por detecção viral em fluidos corporais por PCR, cultura ou antígeno pp65, nas primeiras três semanas de vida. Após esse período a infecção poderá ter ocorrido durante o parto ou pelo LM, por isso a investigação da infecção congênita deve ser realizada o mais precocemente possível, desde os primeiros dias de vida.

Exames:
- **Testes sorológicos:** ensaio imunoenzimático (ELISA), imunofluorescência (IF) e inibição da hemaglutinação (IH). Quando o teste sorológico é realizado de forma pareada, um aumento de quatro vezes no título presume diagnóstico, mas não é capaz de diferenciar infecção adquirida da congênita.
- **RT-PCR** – em amostra de saliva, apresenta sensibilidade superior a 97% e especificidade de 99,9%. Não está disponível no *portfólio* de exames do SUS.
- **Pesquisa do CMV em fluidos corporais** (saliva e urina) – deve ser realizada nas primeiras três semanas de vida. O resultado demora cerca de 15 dias.
- **Antigenemia pp65** – usada para diagnóstico da infecção em indivíduos imunodeprimidos.

Mais de 90% dos bebês infectados são assintomáticos e, quando sintomáticos, as manifestações clínicas são mais graves se a infecção tiver ocorrido durante o primeiro trimestre de gestação. Esse vírus é hepatotrópico e neurotrópico, podendo causar além da RCIU em crianças com a infecção congênita, outras alterações como hepatoesplenomegalia, icterícia, púrpura, microcefalia, calcificações cerebrais e retinite. Com a evolução, podem apresentar atraso do DNPM e sequelas sensoriais (visão e audição), sendo importante causa de surdez na infância. O desenvolvimento da surdez é mais frequente em lactentes sintomáticos e pode ser tardio, com diagnóstico na idade escolar. Quando a infecção aguda ocorre no primeiro trimestre de gestação o risco de sequelas neurossensoriais é de 35%-40% e se ocorrer no 2º ou no 3º trimestre, o risco varia de 8%-25% e 0%-7%, respectivamente.

Não há indicação de tratamento a ser realizado na gestação e o tratamento disponível para o RN tem indicações restritas e baixo impacto sobre a morbidade da doença congênita pelo CMV.

Quando infectadas, as crianças excretam o vírus na urina por longos períodos, podendo chegar até os 5 anos de idade. Os pais devem ser alertados sobre a excreção viral prolongada pela saliva e urina de crianças com infecção congênita pelo CMV, com risco de transmissão para gestantes em contato com essas crianças. Devem ainda ser informados durante o pré-natal sobre a possibilidade de malformações e alterações sensoriais de aparecimento precoce ou tardio (audição e visão) e a necessidade de investigação da infecção congênita nos primeiros dias após o nascimento, ainda que a criança seja assintomática.

TRANSMISSÃO VERTICAL DO *T. GONDII*

Via para transmissão vertical

- **Transplacentária:** em qualquer etapa da gestação; o risco de transmissão aumenta à medida que a gestação progride, porém, o prognóstico é pior quando a transmissão ocorre no primeiro trimestre, com riscos de abortamento, óbito fetal ou neonatal e doença grave com sequelas importantes nos sobreviventes (visuais, auditivas, cognitivas e motoras). Se a transmissão ocorre no segundo ou no terceiro trimestre, a doença será subclínica, porém com a possibilidade de sequelas tardias.

Recomendações para redução do risco da transmissão vertical

- **Via de parto:** a transmissão do *T. gondii* é transplacentária, não modificando a indicação obstétrica da via de parto.
- **Aleitamento materno:** não está contraindicado, por não transmitir o protozoário.
- **Outras intervenções:** o tratamento da toxoplasmose na gestante objetiva diminuir a ocorrência e a gravidade da infecção fetal.

Diagnóstico na gestação

A interpretação da presença de anticorpos IgM e IgG nos testes sorológicos para detecção de imunidade humoral está descrita no Quadro 7.1.

Quadro 7.1 – Interpretação da sorologia para toxoplasmose na gestação

Resultado da sorologia	Interpretação
IgM(-) e IgG(-)	Gestante suscetível
IgM(-) e IgG(+)	Gestante imune
IgM(+) e IgG(-) Repetir com 2 semanas: IgM(+) e IgG(-) IgM(+) e IgG(+)	Infecção aguda ou falso positivo IgM falso positivo Infecção aguda
IgM (+) e IgG(+) Se IG < 16 semanas: Fazer teste de avidez de IgG	Resultado do teste de avidez de IgG: < 30% = baixa avidez: estimativa de infecção recente (há menos de 4 meses) > 60% = alta avidez: estimativa de infecção ocorrida há mais de 4 meses Entre 31% e 60% = zona "cinzenta"

Adaptada de: Couto JCF et al., 2006.

Anticorpos pesquisados nos testes sorológicos:
- IgM – aparece em duas semanas, tem pico em um mês e reduz até ficar indetectável entre seis e nove meses; não atravessa a placenta e pode haver contaminação com sangue materno, portanto deve-se repetir em alguns dias a pesquisa de IgM, IgE e IgA.
- IgA – cai rapidamente, em torno de sete meses. Pode ter maior sensibilidade para neonatos do que a IgM.
- IgG – surge com uma a duas semanas, com pico entre um e dois meses após a infecção e persiste por toda vida;
- IgE – sobe e desce rapidamente em menos de quatro meses;
- Teste de avidez de IgG – usado para estimar o tempo de infecção quando há IgM residual.

Diagnóstico da infecção fetal

A PCR no líquido amniótico é usada para o diagnóstico da toxoplasmose fetal, com sensibilidade de 62,5% a 97,4%. O feto é considerado infectado se a PCR for positiva, mas este exame não permite avaliar o prognóstico fetal, o qual é melhor avaliado pela presença de alterações na USG, como dilatação ventricular e calcificações intracranianas, espessamento placentário, alterações hepáticas e esplênicas e RCIU. Após instituição do tratamento da gestante durante oito semanas o feto é considerado tratado.

TRANSMISSÃO VERTICAL DO HTLV

A infecção geralmente é assintomática nas primeiras décadas de vida. Crianças infectadas podem apresentar linfadenopatia persistente e dermatite infectiva, caracterizada por início de eczema generalizado depois dos seis meses de idade, refratário a tratamento e associado a rinorreia crônica e infecção secundária pelo *Staphylococcus aureus* e pelo *Streptococcus pyogenes*.

Vias para transmissão vertical

- **Intrauterina ou periparto:** ocorre em menos de 5% dos casos;
- **Aleitamento materno:** essa é a principal via de infecção vertical, ocorrendo em 20% a 30% dos lactentes amamentados por mães infectadas. O tempo prolongado de amamentação, a idade materna mais avançada e a carga viral materna elevada são as principais variáveis de risco para a transmissão do HTLV pelo LM.

Recomendações para redução do risco da transmissão vertical

- **Via de parto:** a infecção pelo HTLV não altera a indicação obstétrica da via de parto;
- **Aleitamento materno:** contraindicado, por ser o LM a mais importante via de transmissão vertical.

Diagnóstico na gestação

O rastreamento sorológico das gestantes para esse retrovírus está indicado em áreas endêmicas. Não há terapêutica indicada na gestação.

Diagnóstico da criança infectada

Tal como ocorre com o HIV e outros patógenos passíveis de transmissão vertical, os métodos sorológicos não são capazes de diferenciar os anticorpos maternos daqueles produzidos pela criança, por isso a sorologia deve ser postergada na criança exposta para depois dos 18 meses de idade.

Crianças infectadas apresentam aumento de títulos sorológicos no primeiro ano após a infecção, estabilizando depois.

Exames:
- **Sorologia:** ELISA, confirmado por *Western-blot*. Resultados inconclusivos podem indicar baixos níveis de anticorpos e deverão ser repetidos;
- **Reação em cadeia da polimerase (PCR)** – pesquisa do DNA proviral em células mononucleares do sangue periférico e do LCR.

TRANSMISSÃO VERTICAL DO *TREPONEMA PALLIDUM*

A sífilis na gestação pode evoluir para desfechos desfavoráveis como abortamento (5%-32%), natimortalidade (10%-25%) e óbito neonatal (1%-9%). Pode ainda ser responsável por prematuridade (9%-36%) e RCIU (23%-30%). Estima-se uma prevalência de 2% de sífilis em parturientes, com uma taxa de transmissão vertical superior a 70%.

A doença congênita pode cursar com sintomas em 40% dos RNs; entretanto, 50% podem ser assintomáticos ao nascimento e evoluírem com manifestações clínicas tardias. A taxa de mortalidade é elevada, podendo alcançar 40%, o que implica a necessidade de diagnóstico e tratamento precoces.

Vias para transmissão vertical
- **Intrauterina:** através da placenta (por disseminação hematogênica) ou pelo líquido amniótico;
- **Durante o parto:** contato com lesões durante o parto vaginal.

Recomendações para redução do risco da transmissão vertical
- **Via de parto:** a indicação é baseada em intercorrências obstétricas e na presença de lesões ativas em canal de parto.
- **Aleitamento materno:** não está contraindicado. Entretanto, deve-se ficar atento à presença de lesões mamárias maternas, que podem ser fonte de aquisição da infecção após o nascimento.

Diagnóstico na gestação

O MS indica o rastreamento de todas as gestantes, através de teste rápido (TR) para sífilis ou de teste não treponêmico (VDRL) na primeira consulta do pré-natal (idealmente no primeiro trimestre da gravidez), devendo ser repetido no início do terceiro trimestre (28ª semana) e no momento do parto, bem como em caso de abortamento. Para o diagnóstico da sífilis deve-se realizar teste treponêmico (TR ou FTA-Abs ou TPHA ou ELISA) e não treponêmico (VDRL ou RPR), mas na gestação apenas um teste reagente, treponêmico ou não treponêmico determina o início do tratamento, sem indicação de aguardar o resultado do segundo teste.

Apesar da recomendação dessa testagem universal das gestantes, estudos tem demonstrado uma baixa cobertura de realização do VDRL no pré-natal, comprometendo o tratamento e a profilaxia da sífilis congênita.

O tratamento da gestante, feito com penicilina benzatina, deve ser estendido ao seu parceiro sexual e concluído com mais de um mês de antecedência em relação ao parto. Para tratamento do RN a recomendação é a penicilina G cristalina via EV.

A incidência da sífilis na gestação e da sífilis congênita tem aumentado nos últimos anos e um dos fatores implicados é a dificuldade na aquisição de penicilina para o tratamento, por falta no mercado. A substituição da penicilina por outros antibióticos é considerada como "tratamento inadequado".

TRANSMISSÃO VERTICAL DO VÍRUS DA RUBÉOLA

A síndrome da rubéola congênita foi a primeira evidência de teratogenicidade viral. Durante a viremia materna ocorre infecção placentária seguida de infecção fetal. O abortamento espontâneo ocorre em torno de 20% e a gravidade das manifestações clínicas varia de acordo com a idade gestacional na qual ocorreu a infecção do concepto. A transmissão precoce (antes de 11 semanas) tem como desfecho a síndrome da rubéola congênita, com envolvimento de múltiplos órgãos e doença sintomática grave em mais de 90% dos casos. Infecção entre 11 e 18 semanas de IG pode levar a surdez e atraso do DNPM e após as 18 semanas não há relato de dano fetal.

Vias para transmissão vertical

- **Intrauterina:** o risco de transmissão transplacentária é maior no primeiro trimestre e reduz a partir do segundo trimestre, entretanto a transmissão precoce tem pior prognóstico.

Recomendações para redução do risco da transmissão vertical

- **Via de parto:** a transmissão é transplacentária, por isso não modifica a indicação obstétrica da via de parto.
- **Aleitamento materno:** não está contraindicado.

Diagnóstico na gestação

A gestante pode ser assintomática em dois terços dos casos, o que dificulta o diagnóstico. Os testes sorológicos mais usados para diagnóstico da infecção na gestante são a inibição da hemaglutinação (IH) e ELISA. A sorologia deve ser criteriosamente interpretada (Quadro 7.2).

Caso ocorra exantema durante a gestação, a sorologia deverá ser repetida para avaliar soroconversão e risco de transmissão vertical. O diagnóstico de rubéola na gestante implica realizar rastreamento para malformações fetais.

Quadro 7.2 – Interpretação da sorologia para rubéola em triagem na gestação

Resultado da sorologia	Interpretação
IgM(-) e IgG(-)	Gestante suscetível
IgM(-) e IgG(+)	Gestante imune
IgM(+) e IgG(-) Repetir com 2 semanas: IgM(+) e IgG(-) IgM(+) e IgG(+)	Infecção aguda ou falso + IgM falso + Infecção aguda
IgM (+) e IgG(+) Se IG < 16 semanas: fazer teste de avidez de IgG	Teste de avidez: < 30% = baixa avidez: estimativa de infecção recente (há menos de 4 meses) > 60% = alta avidez: estimativa de infecção ocorrida há mais de 4 meses Entre 31% e 60% = zona "cinzenta"

Adaptada de Leite JM, Ferreira QTM, 2006.

Os pais devem ser informados de que após o nascimento, o RN deverá ser investigado para malformações e alterações sensoriais (audição e visão). O DNPM deverá ser acompanhado pelo menos até a idade escolar para detectar atrasos cognitivos. Se ocorrer a síndrome da rubéola congênita, os pais devem ser alertados sobre a excreção viral prolongada e o risco de transmissão para gestantes em contato com a criança.

TRANSMISSÃO VERTICAL DO *HERPES SIMPLES* (HSV) 1 E 2

Após a infecção, o vírus *Herpes simples* (HSV) permanece em latência em fibras sensoriais, possibilitando a ocorrência de reativações, inclusive em imunocompetentes. A reativação pode induzir a produção de IgM.

A infecção é considerada primária quando ocorre em pessoas soronegativas para o HSV e não primária quando se isola o HSV 1 ou 2 na presença de anticorpos heterofilos no momento da infecção pelo outro tipo. A recorrência se caracteriza pelo isolamento do HSV 1 ou 2 em indivíduo com anticorpo preexistente para o mesmo tipo isolado.

O risco para herpes neonatal depende do tipo de infecção materna (Tabela 7.1).

Tabela 7.1 – Relação entre a infecção materna e o risco de excreção viral e de herpes neonatal

Idade gestacional na infecção e presença de lesões vaginais	Risco de excreção viral	Risco de herpes neonatal
< 34 semanas	7%	< 3%
34 semanas (menos de 6 semanas do parto)	---------	30% a 50%
Lesões vaginais recorrentes no momento do parto	20%	1% a 3%
Ausência de lesões e parto vaginal	1,4%	0,02% a 3%

Adaptada de Faria MM, Pettersen E, 2006.

Mulheres com infecção primária tem maior probabilidade de apresentar infecção cervical e excreção viral maior e mais prolongada do que aquelas que apresentam reativação na gestação. A primoinfecção aumenta o risco de herpes neonatal em 33 vezes e envolve maior risco para abortamento e infecção congênita sintomática com alterações no SNC (microcefalia, hidranencefalia) e nos olhos (microftalmia), além de RCIU.

Se a gestante adquirir o HSV no terceiro trimestre o risco de herpes neonatal será dez vezes maior do que no início da gestação e se a infecção ocorrer mais próximo ao parto (com três semanas ou menos de antecedência) não haverá tempo hábil para passagem de anticorpos pela placenta para proteger o RN e o risco de infecção neonatal grave se aproximará de 50%.

As gestantes são assintomáticas e desconhecem ter a infecção em 70% dos casos, entretanto, 1/3 das crianças expostas à infecção materna primária assintomática terão a doença.

Clinicamente a infecção neonatal pelo HSV pode se manifestar como:

- Doença localizada em pele/olhos/boca (POB ou *SEM*) – 40% a 45% dos casos; se não for tratada, progride para doença disseminada ou do SNC;
- Doença do SNC (1/3 dos casos) – com ou sem envolvimento da pele; LCR com < 100 células, com predomínio de mononucleares, glicose pouco reduzida, proteína aumentada (500 a 1.000 mg/dL). O EEG é difusamente anormal;
- Doença disseminada (20%) – síndrome séptica com envolvimento de múltiplos órgãos, disfunção hepática grave e cultura negativa para bactérias. Em 70% dos casos ocorrem lesões cutâneas associadas e em 60% a 75% também há envolvimento do SNC.

Vias para transmissão vertical

- **Intrauterina (forma congênita):** transplacentária em 3% a 5% dos casos em RNs, mais frequente na infecção primária, quando a gestante apresenta maior viremia e excreção viral mais prolongada; também pode ocorrer infecção ascendente do colo uterino;
- **Durante o parto (forma perinatal = 85%):** A maioria dessas mulheres é assintomática no momento do parto e não tem história de herpes genital. A bolsa rota acima de seis horas aumenta o risco de transmissão da doença;
- **Pós-natal** (15%): através do contato com fonte ambiental de HSV sintomático ou com excreção viral assintomática (familiares, cuidadores ou membros da equipe de saúde).

Recomendações para redução do risco da transmissão vertical

- **Via de parto:** a cesariana reduz o risco de herpes neonatal e está indicada para mulheres com lesão ativa em genitália; infecção recorrente com pródromos compatíveis com infecção genital no trabalho de parto e nas últimas 4-6 semanas naquelas com infecção primária comprovada. Bolsa rota por mais de 6 horas aumenta o risco de transmissão vertical.

- **Aleitamento materno:** contraindicado apenas se houver lesão de herpes em mamas. Durante o contato do RN com a mãe, as lesões cutâneas devem estar cobertas.
- **Outras intervenções:** uso de antiviral para gestantes com idade gestacional maior ou igual a 36 semanas com infecção herpética comprovada durante a gestação ou herpes genital recorrente.

HEPATITES VIRAIS

Hepatite C (VHC)

A principal aquisição de infecção pelo VHC em crianças é por transmissão vertical.

Os medicamentos utilizados para o tratamento da hepatite C aguda e crônica são teratogênicos ou tem risco desconhecido para teratogênese, por esse motivo devem ser suspensos durante a gestação.

Vias para transmissão vertical

- **Intrauterina:** rara;
- **Durante o parto:** principal via de transmissão, particularmente se a gestante apresentar carga viral alta para o vírus de hepatite C ou coinfecção com o HIV (risco médio estimado de 5% e de 17%, respectivamente).

Recomendações para redução do risco da transmissão vertical

- **Via de parto:** até o momento não há recomendação em relação à indicação da via de parto, mas deve-se evitar procedimentos invasivos e tempo de ruptura de membranas maior que seis horas;
- **Aleitamento materno:** poderá ser indicado, exceto se a mulher for coinfectada VHC/HIV. Na ausência dessa coinfecção deve ser orientado o possível risco de transmissão se houver fissura nos mamilos com presença de sangue.

Diagnóstico da criança infectada

Toda criança nascida de mãe com carga viral (VHC-RNA) detectada deverá realizar VHC-RNA em duas ocasiões durante o primeiro ano de vida, a partir de três meses de idade, com intervalo de 6 a 12 meses. Dois resultados negativos afastam a infecção pelo vírus da hepatite C em crianças e a detecção de VHC-RNA é necessária para o diagnóstico da transmissão vertical. Recomenda-se realizar a sorologia anti-VHC aos 18 meses de idade, para avaliar transmissão passiva de anticorpos ou produção de anticorpos pela criança. Não existem testes disponíveis para detecção de IgM. Se o anti-VHC for negativo, a criança deverá receber alta. Caso o anti-VHC seja positivo, deve-se realizar VHC-RNA qualitativo e se este for detectado, considerar a criança como portadora da infecção pelo vírus da Hepatite C e encaminhá-la para centro de referência especializado. Se o VHC-RNA qualitativo não for detectado, a criança será considerada não portadora do VHC e deverá receber alta (Figura 7.1).

Mesmo quando infectado pelo VHC o lactente poderá evoluir para cura e eliminar o vírus sem apresentar comprometimento hepático.

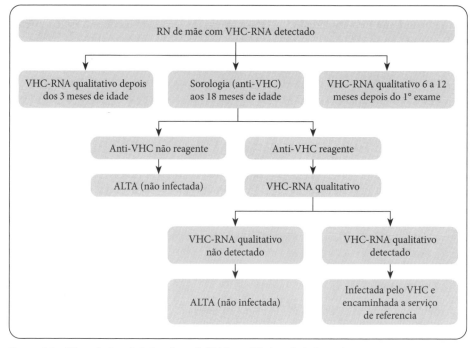

Figura 7.1 – Diagnóstico da infecção pelo VHC em RN de mãe infectada.

Adaptada do Protocolo clínico e diretrizes terapêuticas para prevenção da transmissão vertical de HIV, sífilis e hepatites virais. Brasília: 2015.

Hepatite B (HBV)

Vias para transmissão vertical

- **Intrauterina (transplacentária):** em torno de 5% a 10% dos casos, em presença de HBeAg materno reagente. Podem ocorrer lesões vasculares na placenta, com disseminação hematogênica do HBV e rompimento da barreira placentária secundária a contrações uterinas durante a gravidez, podendo causar infecção fetal.
- **Durante o parto:** principal forma de transmissão vertical da infecção pelo HBV, por exposição das membranas mucosas do feto ao sangue ou fluidos corporais maternos infectados pelo HBV.

Recomendações para redução do risco da transmissão vertical

- **Via de parto:** uma metanálise publicada em 2008 sugeriu que a cesárea pode ser eficaz na prevenção da transmissão vertical do HBV quando comparada ao parto vaginal, porém a qualidade da publicação não suporta essa especificação e permanece a recomendação de seguir a indicação obstétrica para a via de parto.
- **Aleitamento materno:** não está contraindicado;
- **Imunização:** imunoprofilaxia combinada de vacina contra hepatite B nas primeiras 12 horas de vida e imunoglobulina anti-hepatite B (HBIG) dentro das primeiras 24 horas de vida para filhos de mãe HBsAg positiva previne a transmissão

perinatal da hepatite B em mais de 90% dos RNs e reduz o risco de transmissão para 5% a 10%. As aplicações devem ser feitas preferencialmente na sala de parto, com seringas separadas e em sítios diferentes. Essa profilaxia poderá falhar em 10% - 15% dos casos de mães portadores de HBeAg reagente, provavelmente devido a transmissão intrauterina, vacinação incompleta do RN e elevada replicação materna do HBV.

- **Outras intervenções:** os cuidados imediatos prestados ao RN devem ser direcionados a evitar contato prolongado do RN com o sangue materno: limpar sangue e secreções visíveis no corpo do RN com compressas macias e encaminhá-lo para banho imediato em água corrente (torneira ou chuveiro), ainda na sala de parto. A aspiração de vias aéreas, se necessária, deve ser delicada para evitar traumas e maior exposição de mucosa ao sangue materno.

Realização de exames diagnósticos para a criança exposta

Lactentes que receberam imunoglobulina e vacina contra hepatite B ao nascimento devem realizar exames (HBsAg e anti-HBs) entre 9 e 18 meses de idade após a última dose da vacina contra hepatite B. Resultado de anti-HBs > 10 mUI/mL reflete proteção pela vacina e anti-HBs < 10 mUI/mL implica em reiniciar o esquema de vacinação com três doses.

As crianças vacinadas contra a hepatite B e que apresentam HBsAg reagente são consideradas como falha de imunização e portadoras de infecção pelo HBV, devendo ser encaminhadas a um centro de referência em hepatites virais para acompanhamento.

O anti-HBc IgG atravessa a barreira placentária, podendo ser detectado até os 2 anos de idade em filhos de mães HBsAg positivas, mesmo se essas crianças não forem infectadas. Por esse motivo não é recomendável pesquisar esse marcador no RN.

A Tabela 7.2 relaciona os marcadores sorológicos para a hepatite B e sua interpretação.

Tabela 7.2 – Marcadores sorológicos na hepatite pelo vírus B

Marcador	Antígeno/anticorpo	Interpretação da presença	Observações
HBsAg	Antígeno de superfície do vírus	Infecção ativa, aguda ou crônica; usado na vacina contra hepatite B	Detectado cerca de 30 dias após a infecção (6-60 dias); eliminado do sangue em 3 a 4 meses, quando há resolução da infecção
Anti-HBs	Anticorpo contra o HBsAg	Infecção por HBV resolvida ou imunidade após vacina	Surge durante a convalescença, após a vacinação ou uso da imunoglobulina
HBeAg	Antígeno da hepatite B	Infecção aguda ou crônica com alto risco de transmissão	Indica replicação viral
Anti-HBe	Anticorpo contra o HBeAg	Infecção com baixo risco de transmissão	Indica baixo nível de circulação viral e parada na replicação
Anti-HBc (IgM/IgG*)	Anticorpo contra o HBcAg**	Infecção por HBV aguda, resolvida ou crônica	Ausente depois de imunização
IgM anti-HBc	Anticorpo IgM contra o HBcAg	Infecção aguda ou recente pelo HBV; com HBsAg(+) = infecção recente; se HBsAg(-) = fase de "janela" da infecção	Persiste positivo por até 6 meses na infecção resolvida e em baixo nível durante a replicação viral na doença crônica

*O **anti-HBc IgG** pode estar reagente mesmo na ausência do anti-HBs.
Não existe teste comercial para identificar o **HBcAg.

TRANSMISSÃO VERTICAL DE ARBOVÍRUS

Vírus zika

A transmissão vertical do vírus Zika foi relatada durante surto na Polinésia Francesa entre 2013 e 2014, confirmada através de RT-PCR em soro coletado dentro de quatro dias após o parto, sugerindo infecção por via transplacentária.

Quando infectada, mesmo que seja assintomática, uma gestante poderá transmitir o vírus para o feto, podendo ocorrer aborto espontâneo, óbito fetal ou anomalias congênitas. A microcefalia congênita está associada a desproporção craniofacial e outras alterações como espasticidade, convulsões, irritabilidade, disfunção do tronco encefálico, problemas de deglutição, anormalidades sensoriais (auditivas e visuais), e anomalias cerebrais detectadas por neuroimagem (calcificações corticais, subcorticais, malformações corticais, padrão simplificado de giro, alterações migratórias, hipoplasia do tronco cerebral, cerebelo e ventriculomegalia).

Vias para transmissão vertical

- **Intrauterina:** transplacentária.

Recomendações para redução do risco da transmissão vertical

- **Via de parto:** a cesariana não exerce efeito protetor.
- **Aleitamento materno:** Não está contraindicado. Amostras de leite materno dos casos de transmissão vertical foram avaliadas por RT-PCR com resultados positivos para o vírus zika, entretanto sem partículas replicativas.

Diagnóstico na gestação

O padrão-ouro no diagnóstico laboratorial é a detecção da partícula viral por biologia molecular (reação em cadeia da polimerase via transcriptase reversa – RT-qPCR). Também pode ser realizada a pesquisa de anticorpos por sorologia (IgM e IgG). O RNA viral é o primeiro a ser detectado e declina no sangue à medida que a reação imune se desenvolve, com aumento de IgM.

Em áreas com transmissão ativa do vírus zika, o CDC indica para gestantes assintomáticas a realização de sorologia (IgM) como parte da rotina obstétrica no 1º e no 2º trimestre. A pesquisa do RNA é o exame confirmatório incluído como teste subsequente para mulheres com IgM positivo.

No Brasil, a sorologia para zika não está inclusa na rotina de pré-natal e é realizada em situações específicas.

Vírus chikungunya

Em 2006, nas Ilhas Réunion (França), foram estudadas 739 gestantes com antecedentes de chikungunya. A prevalência de transmissão vertical foi 0,25% e superior a 50% durante o período de viremia materna. Houve baixa frequência de lesões histopatológicas na placenta, podendo significar menor risco de transmissão durante a gestação e maior risco durante o trabalho de parto, através de microtransfusões transplacentárias.

Todos os RNs infectados eram assintomáticos ao nascimento e evoluíram entre o terceiro e o sétimo dia de vida com sintomas gerais, alterações cutâneas e reumáticas. Ocorreu doença grave em dez RNs, sendo nove com encefalopatia. A cesárea não teve efeito protetor e a carga viral na placenta foi significativamente maior nos RNs infectados.

Vias para transmissão vertical

- **Intraparto:** gestantes que adquirem chikungunya e estão virêmicas no período intraparto podem transmitir o vírus a seus RNs por microtransfusões placentárias, com taxa de transmissão de aproximadamente 49%. Os sintomas no período neonatal iniciam por volta do terceiro ao sétimo dia de vida e são inespecíficos (febre, dificuldade para se alimentar e irritabilidade), podendo evoluir para outras manifestações como *rash* cutâneo, epidermólise, edema periférico e comprometimento cardíaco e neurológico. Cerca de 50% desses RNs podem evoluir para formas graves, com acometimento neurológico (meningoencefalite, lesões da substância branca, edema cerebral e hipertensão intracraniana), sintomas hemorrágicos e miocardiopatia. Há possibilidade de sequelas neurológicas permanentes.

Recomendações para redução do risco da transmissão vertical

- **Via de parto:** Não há evidências de que a cesariana altere o risco de transmissão. Desde que não haja sofrimento fetal, deve-se avaliar o adiamento do parto até que cesse a viremia materna.
- **Aleitamento materno:** Não está contraindicado, pois não há evidência de transmissão pelo LM.

Idealmente, depois do parto, deve-se manter o RN hospitalizado por uma semana, com acompanhamento diário, clínico e laboratorial, sendo transferido para tratamento intensivo de acordo com a evolução.

Dengue

A ocorrência de dengue na gestação envolve maior morbimortalidade para a gestante e para o seu concepto. A transmissão vertical da dengue pode levar a prematuridade, baixo peso ao nascer e plaquetopenia acentuada na maioria dos RNs infectados. Durante epidemia na Índia, observou-se aumento de malformações de tubo neural em RNs cujas mães apresentaram dengue no 1º. trimestre de gravidez e doença grave no RN quando a dengue materna ocorreu próximo ao termo ou ao parto e não houve tempo para produção materna de anticorpos protetores.

Diante da suspeita de dengue na gestação, o RN deve ser clinicamente vigiado até a segunda semana de vida, uma vez que nos casos relatados, o intervalo de tempo entre o início da febre na gestante e no RN variou entre 1 e 13 dias (média de 7 dias). O acompanhamento durante o primeiro ano de vida de casos de TV de dengue não tem evidenciado sequelas.

Via para transmissão vertical

- **Intrauterina:** transplacentária.

Recomendações para redução do risco da transmissão vertical

- **Via de parto:** a cesariana não tem efeito protetor. Diante da suspeita de dengue na gravidez, orienta-se não apressar o parto e se o parto for iminente, acompanhar cuidadosamente o RN até a segunda semana de vida.
- **Aleitamento materno:** sem evidência de transmissão através do LM.

Diagnóstico da criança infectada por transmissão vertical

É necessário que sejam preenchidos os seguintes requisitos:

- Proximidade da infecção materna comprovada em relação ao parto;
- Período de incubação de 5 dias;
- Não existência de focos do vetor nas proximidades da maternidade;
- Não existência de outros casos.

Antecipação de Riscos e Condutas — Quem É o Bebê Esperado e em Qual Contexto Familiar?

8

☞ Objetivos
Determinar presença de fatores de risco para maior morbimortalidade neonatal e programar condutas específicas para adoção previamente ao nascimento.

☞ Conteúdo
Descrição de situações maternas e fetais de risco para complicações perinatais e desfechos desfavoráveis, bem como as implicações do contexto familiar para a saúde da criança.

A presença de fatores que aumentam a morbimortalidade perinatal deve alertar o pediatra para a elaboração de estratégias de cuidados e de orientação à família, incluindo condutas no período pré-natal e após o parto e o nascimento.

Além disso, o pediatra deve observar o contexto familiar e investigar situações conflituosas e estressantes que possam se configurar em estresse tóxico para a criança.

Algumas questões devem ser levantadas:

A GESTANTE É ADOLESCENTE MENOR DE 16 ANOS OU TEM MAIS DE 35 ANOS?

Essas faixas etárias maternas envolvem maior risco de complicações cardiovasculares e metabólicas, para a gestante e para o feto, como a doença hipertensiva específica da gravidez (DHEG) e diabetes, podendo resultar em sofrimento fetal agudo ou crônico e parto prematuro. O risco de anomalias genéticas é maior para gestantes com mais de 35 anos. As mães adolescentes devem receber um maior suporte familiar e pediátrico no período pós-natal, uma vez que esse é também um dos fatores de risco para adoecimento frequente de crianças.

HÁ DOENÇAS MATERNAS PRÉVIAS?

A sobrecarga metabólica e cardiovascular que ocorre na gestação poderá propiciar complicações para gestantes com doenças crônicas e para os seus fetos. Desta forma, pode haver maior risco para abortamento, parto prematuro, RCIU, lesão fetal por uso crônico de medicamentos, óbito fetal e materno na vigência de doenças crônicas prévias, como: cardiopatias, HAS, vasculopatias, pneumopatias, insuficiência renal, hepatopatias, doenças endócrino/metabólicas, coagulopatias, falcemia, doenças infecciosas (hepatite B, infecção pelo HIV) e autoimunes (lúpus eritematoso sistêmico, artrite reumatoide, dermatomiosite, dentre outras).

A literatura aponta maior risco para infecção do trato urinário (ITU) nas gestantes com traço falciforme, devendo ser feito rastreamento para bacteriúria assintomática, considerada fator de risco para ITU sintomática na gestação. Durante a gravidez, as manifestações da falcemia podem ser agravadas, independente do tipo de hemoglobinopatia. Poderá ocorrer piora da anemia, aumento da frequência e da gravidade das crises álgicas/vaso-oclusivas no pré e pós-parto, infecções, (incluindo ITU), complicações pulmonares, pré-eclampsia e até óbito. Dentre as complicações fetais esperadas estão a prematuridade, RCIU secundária a vaso-oclusão placentária, sofrimento fetal durante o trabalho de parto e no parto e aumento da taxa de mortalidade perinatal.

A GESTANTE É PRIMIGESTA OU MULTÍPARA?

A grande multípara apresenta maior risco para parto prematuro, descolamento de placenta e rotura uterina.

A GESTAÇÃO TRANSCORRE NORMALMENTE, SEM INTERCORRÊNCIAS E SEM RISCOS PREVISTOS?

Espera-se um bebê saudável e com boas condições de vitalidade ao nascimento.

QUANTOS FETOS HÁ?

A gestação múltipla envolve maior possibilidade de intercorrências e complicações materno-fetais como HAS, diabetes gestacional, polidrâmnio, rotura prematura de membranas, placenta prévia, prematuridade, RCIU, malformações congênitas, síndrome de transfusão feto-fetal e hidropsia fetal, entre outras. A morbimortalidade perinatal na gestação múltipla pode ser até dez vezes superior à da gestação única. Além disso, há necessidade de organização da assistência pediátrica individualizada em sala de parto, disponibilizando um pediatra para cada RN.

HÁ SOFRIMENTO FETAL CRÔNICO?

Nesse caso, há risco aumentado para RCIU e para outras complicações, como distúrbios metabólicos.

HÁ RISCO PARA PREMATURIDADE/BAIXO PESO?

Envolve risco aumentado do RN para complicações respiratórias, metabólicas, infecciosas e outras.

FORAM EVIDENCIADAS ALTERAÇÕES EM USG MORFOLÓGICA, SUGESTIVAS DE MALFORMAÇÕES FETAIS/SÍNDROMES GENÉTICAS?

Avaliar compatibilidade com a sobrevida. Envolvem risco aumentado para complicações e necessidade de aconselhamento e apoio à família.

HÁ POSSIBILIDADE DE INCOMPATIBILIDADE RH/ABO? USOU IMUNOGLOBULINA ANTI-RH NA GESTAÇÃO?

Discutir riscos de hidropsia fetal com o obstetra; vigiar icterícia grave com riscos para *kernicterus*.

APRESENTA FATORES DE RISCO PARA SEPSE NEONATAL? REALIZOU TRIAGEM PARA ESTREPTOCOCOS DO GRUPO B?

Há evidência de que o tratamento da infecção pelo estreptococo do grupo B na gestação reduz a incidência de infecção neonatal precoce. Assim, entre 35 e 37 semanas de IG deve ser realizada coleta de material vaginal e retal para rastreamento da colonização por estreptococo do grupo B. As gestantes com culturas positivas devem ser tratadas com antibiótico via EV (penicilina ou clindamicina) durante o trabalho de parto e nos casos de rotura das membranas. Mulheres com ITU por estreptococo do grupo B ou história de RN prévio com sepse pelo estreptococo do grupo B devem receber antibióticos intraparto, independente da coleta de material para cultura. Se a via de parto for cesariana, sem trabalho de parto e sem rotura das membranas, ainda que a cultura seja positiva, não está indicada a antibioticoprofilaxia.

EXISTEM SITUAÇÕES ESTRESSANTES E OUTROS RISCOS À SAÚDE NO CONTEXTO FAMILIAR?

As crianças são dependentes dos adultos em relação às suas necessidades básicas. Quando são valorizadas e recebem cuidados e amor da família, tem sua autoestima elevada, o que as conecta com o mundo, por isso o contexto familiar influencia tanto a saúde infanto-juvenil.

Atualmente existe uma grande diversidade na composição das famílias, extrapolando as famílias tradicionais do passado. Há, dentre outras composições familiares, mães e pais solteiros, casais divorciados, homoafetivos e crianças adotadas, com diferenças étnicas e raciais, bem como em suas orientações religiosa e espiritual, na capacidade de adaptação ao estresse e na comunicação e relacionamento intrafamiliar e com a comunidade.

O pediatra deve apoiar os pais, independente da sua estrutura familiar e ajudá-los na criação de filhos saudáveis e bem ajustados, o que pode ser alcançado a partir de um atendimento voltado para a família, no qual a tomada de decisões quanto aos cuidados com a saúde do seu filho é compartilhada.

Deve ainda observar a dinâmica familiar em busca de conflitos e situações estressantes, secundárias a problemas financeiros ou de saúde, insegurança alimentar, falta de apoio social, insatisfação profissional, experiências traumáticas e violência doméstica, que podem ter repercussão negativa na interação com os filhos e resultar em estresse tóxico. Quanto mais precoces e demoradas forem essas situações estressantes, maior será o impacto negativo sobre as crianças.

Adicionalmente, deve pesquisar outros fatores familiares que estão intimamente relacionados à saúde da criança, como a gravidez indesejada, o uso de álcool, tabaco e outras drogas, o tempo que a família dedica aos filhos e os valores que transmitem para eles.

Puerpério, uma Vivência Familiar

☞ OBJETIVOS

Oferecer informações práticas ao pediatra sobre questões relacionadas ao impacto do puerpério para a família.

☞ CONTEÚDO

Descrição de eventos psicológicos relacionados ao puerpério, como disforia puerperal ou *baby blues* e a depressão materna e paterna pós-parto.

As mudanças fisiológicas, psicológicas e na sexualidade decorrentes do ciclo gravídico-puerperal repercutem nas relações conjugais e familiares. Esse impacto pode ser amenizado quando o casal se prepara para os eventos relacionados à maternidade, à paternidade e ao puerpério, ao compartilhar cada etapa da gravidez, como as consultas do pré-natal, exames de rotina, pré-natal nutricional e psicológico. Igualmente, são importantes as vivências em grupos de casais e outras situações relacionadas, em espaços com possibilidade de escuta sobre as transformações familiares decorrentes do nascimento de um filho.

Nesse contexto, além da assistência à gestante, o "pré-natal do parceiro" é um atendimento disponibilizado pelo Sistema Único de Saúde (SUS), que está inserido no eixo "Paternidade e Cuidado" da Política Nacional de Atenção integral à Saúde do Homem (PNAISH). Os objetivos são: preparar o homem para a paternidade ativa e consciente, detectar doenças precocemente, atualizar a sua vacinação e incentivar a participação em atividades educativas no serviço de saúde.

O puerpério é uma situação temporária de vulnerabilidade psíquica, na qual ocorrem alterações hormonais e físicas, com impacto emocional. A mulher necessita de amparo e proteção na gestação, e se for adolescente é ainda mais vulnerável e necessita de atenção especial.

Várias situações contribuem para a ansiedade materna nessa fase, como a perda do corpo gravídico sem o retorno imediato ao corpo anterior à gestação; as dificuldades iniciais referentes à amamentação e aos cuidados ao bebê, cujas necessidades se sobrepõem às da mãe; a vivência do "bebê real", que pode ser diferente do idealizado e gerar frustração nos pais, principalmente se nascer com alguma necessidade especial.

Outro ponto de ansiedade materna é a reorganização da sexualidade sob uma nova perspectiva, que envolve as mudanças físicas em decorrência do parto e da amamentação e a inserção do bebê e das suas necessidades na rotina do casal.

Durante o puerpério, o homem pode se sentir participante ativo ou impotente diante da situação emocional da mulher ou ainda, completamente excluído do contexto. A compreensão do casal com relação aos seus sentimentos e a cooperação mútua serão decisivas para a reorganização da vida conjugal e familiar, principalmente se já tem outros filhos que precisam de amor e apoio nesse momento.

O obstetra e o pediatra devem estar atentos a intercorrências familiares que possam comprometer os cuidados à saúde do RN, como a disforia puerperal ou *baby blues* e a depressão pós-parto materna e paterna.

DISFORIA PUERPERAL OU *BABY BLUES*

É um estado de labilidade emocional, que acomete cerca de 50% a 80% das mulheres no pós-parto, como algo normal e esperado, secundário à reorganização hormonal após o parto. Esses hormônios vão se estabilizando no organismo à medida que começa a produção do leite materno.

O cansaço pela privação de sono, as dificuldades na amamentação, a sensação de incapacidade para cuidar do bebê e a pressão psicológica gerada por cobranças sociais podem estar associados a essa labilidade emocional, cujos sintomas iniciam em torno de três dias após a chegada em casa com o bebê e podem durar de duas a três semanas.

As manifestações mais frequentes são: tristeza, choro fácil, ansiedade, labilidade de humor, irritabilidade, baixa concentração e dificuldade para dormir, que podem ser intercalados por alegria e satisfação.

Os sintomas costumam desaparecer sem nenhum tratamento médico e é importante que a mulher possa contar com uma rede de apoio familiar e de amigos.

Caso ultrapasse os 45 dias do puerpério, pode ser necessário avaliar um transtorno ou possível depressão pós-parto.

DEPRESSÃO MATERNA PÓS-PARTO

É um transtorno de humor que acomete entre 10% e 20% das mulheres após o parto e resulta de uma combinação de fatores físicos e emocionais.

Alguns fatores de risco podem estar presentes: histórico de depressão antes ou durante a gestação ou em outros momentos da vida, mulheres que passaram por problemas de infertilidade, carência social, desarmonia conjugal, casamento em decorrência da gravidez, dificuldades na gestação, submetidas a cesariana, primigestas, mães solteiras, perdas gestacionais, perda de filho anterior ou de pessoas importantes, mãe de bebê com anomalias, gravidez indesejada ou na adolescência, ansiedade gestacional, diagnóstico prévio de transtorno bipolar, depressão em membros da família e problemas financeiros.

A depressão pós-parto pode impossibilitar a mãe para realizar tarefas cotidianas e cuidar do bebê e aumentar o risco para a interrupção precoce do aleitamento materno.

Os sintomas podem ser confundidos com o *baby blues*, porém, são mais intensos e duradouros e o início pode ser mais tardio, até seis meses após o parto.

As manifestações são variáveis e individualizadas, mas, geralmente, se observam: mudanças severas de humor; humor deprimido; ansiedade; choro excessivo; angústia; culpa; falta de energia e de motivação; medos que não existiam antes; alterações do apetite; insônia ou hipersonia; dificuldade em tomar decisões ou pensar com clareza; perda do interesse e do prazer nas atividades habituais; diminuição ou perda da libido e até ideação suicida ou homicida em relação ao bebê.

O diagnóstico deve ser precoce e o manejo terapêutico é por meio de acompanhamento psiquiátrico, com possível uso de medicamentos e psicoterapia individual ou em grupos terapêuticos com outras mulheres com vivências semelhantes.

Se não for tratada, a depressão pós-parto pode interferir na formação de vínculo entre a mãe e o bebê, com impacto negativo para ambos.

DEPRESSÃO PATERNA PÓS-PARTO

Tradicionalmente, em culturas patriarcais, os homens são criados para prover o sustento econômico da família e não tem hábito de fazer trabalhos domésticos. Com a inserção da mulher no mercado de trabalho ocorreram modificações sociais e familiares, com um novo modelo de família no qual a responsabilidade econômica passa a ser compartilhada e torna-se necessária uma divisão de tarefas domésticas.

Um movimento recente, em favor da paternidade ativa, discute e reformula o papel do homem nos cuidados diários aos filhos, em sua educação e estimulação do desenvolvimento, para promover vínculo afetivo e emocional. Esse novo paradigma vem encerrar a visão ultrapassada do pai como provedor econômico e figura de autoridade, ocupado demais para participar da criação dos filhos.

Esses novos papéis masculinos intrafamiliares podem ser difíceis de ser exercidos para alguns homens criados nos padrões anteriores, que podem ter dificuldades para compreender os seus sentimentos, as suas possibilidades de cuidados e o seu lugar na nova dinâmica familiar, quando se deparam com as mudanças impostas pelo ciclo gravídico-puerperal e que afetam a sexualidade, a relação conjugal e a relação com os filhos.

Essas situações acima colocadas podem contribuir para uma maior vulnerabilidade psíquica paterna no período pós-parto.

Estudos têm determinado uma prevalência de depressão pós-parto masculina em torno de 10% a 25%, a qual pode ser mais elevada quando se associa à depressão da esposa no puerpério. Mais comum entre os pais "de primeira viagem", ou entre os que não estavam preparados para a paternidade, tem seu auge de ocorrência entre o 3º e o 6º mês do pós-parto.

É possível que, à semelhança da depressão materna pós-parto, fatores de risco como histórico de depressão ou transtornos psíquicos e a presença de sintomas depressivos durante a gestação possam contribuir para a depressão paterna pós-parto. Outros fatores possivelmente relacionados podem ser citados: problemas de infertilidade, dificuldades na gestação, carência social, desarmonia conjugal, casamento motivado pela gravidez, homem cujo bebê apresenta anomalias ou que perdeu um filho anterior ou pessoas importantes.

As manifestações mais comuns são: pessimismo, tristeza profunda, fadiga, morosidade, dificuldade de concentração, de memória e na tomada de decisões, desinteresse por atividades cotidianas e pelo sexo, pensamentos mórbidos ou suicidas, impaciência, irritabilidade, culpa, mudanças bruscas de humor e alterações psicossomáticas: insônia ou hipersonia, distúrbios alimentares, dores de cabeça, distúrbios digestivos e/ou dores crônicas.

Inconscientemente, o homem pode buscar estratégias de manter-se afastado da vida doméstica, como excesso de trabalho, de prática de esporte, de consumo de bebida alcoólica e/ou medicações. Pode ainda ferir-se e/ou sofrer acidentes com frequência, tornar-se hostil, agressivo, descontrolado, impulsivo ou iniciar um caso extraconjugal ou até abandonar a família no pós-parto.

Além do sofrimento do homem pela sua depressão pós-parto, são grandes as repercussões sobre a família e o comportamento e o desenvolvimento das crianças, principalmente dos meninos.

O diagnóstico deve ser feito o mais precocemente possível, mas nem sempre é fácil, uma vez que os olhares no puerpério estão voltados para a mãe e o bebê e que, devido a fatores culturais, o homem pode ter dificuldade em reconhecer e expressar os seus sentimentos.

O tratamento é com base em acompanhamento psicológico e psiquiátrico.

Como Preparar as Crianças para a Chegada do(s) Irmão(s)?

10

☞ Objetivos

Evitar que os irmãos transmitam doenças para o RN que vai chegar.

Discutir o ciúme infantil secundário ao nascimento de irmãos e o manejo dessa situação.

☞ Conteúdo

Considerações sobre a atualização da vacinação dos irmãos como uma importante ferramenta de proteção de recém-nascidos e lactentes.

Motivações infantis para o ciúme diante da chegada de um irmão, comportamentos assumidos pela criança e sugestões de estratégias para orientar a família a enfrentar e manejar a situação.

A chegada de outros filhos envolve mudanças estruturais, econômicas, sociais e emocionais na família. Essas mudanças têm maior impacto no nascimento do segundo filho, não só para os pais, acostumados a se dedicar a apenas um filho, mas principalmente para o primogênito, habituado a receber essa dedicação exclusiva.

Durante os primeiros anos de vida as crianças estão aprendendo a lidar com os seus sentimentos e a sua maturidade emocional será construída na relação com as pessoas e com o ambiente no qual estão inseridas. É nesse contexto que vivenciam a perspectiva da chegada do(s) irmão(s), geralmente entre os 2 e os 6 anos de idade. Esse processo se inicia com o desejo dos pais de ter outro filho, se continua com a gravidez e se concretiza com o nascimento. A expectativa dos pais em relação ao clássico "ciúme" pode gerar ansiedade em toda a família e o pediatra deve estar preparado para auxiliar na compreensão e no manejo dessa situação.

O ciúme é um sentimento humano e universal, presente nas relações interpessoais, inclusive entre irmãos e entre estes e seus pais. Esse sentimento é naturalmente esperado para a criança que está acostumada a receber atenção exclusiva e que se sente ameaçada em relação ao amor dos pais, por isso deve-se cuidar do campo afetivo, para evitar evolução para relações conflituosas.

Esse campo afetivo está inicialmente representado pela rivalidade, disputa e medo da perda do amor dos pais. A chegada de um irmão representa uma importante mudança no universo infantil e é percebida como uma ameaça concreta de possíveis perdas de amor, de lugar e de preferência. É sentida como ameaça de desamparo e necessidade de competição para com o "intruso", aquele que detém as atenções dos pais e das suas principais referências afetivas e amorosas. Nesse contexto, a criança experimenta sentimentos contraditórios: ao mesmo tempo em que ama o irmão, sente raiva daquele que vem dividir as atenções dos pais. Crianças de qualquer idade são suscetíveis a esses sentimentos, mas as crianças menores apresentam maior dificuldade em compreender e aceitar a chegada de um irmão devido a sua imaturidade emocional, sua dependência de afeto e para as suas atividades diárias. Contrariamente, crianças mais velhas apresentam mais facilidade em lidar com a situação, devido à sua maior maturidade emocional e por já possuírem interesses próprios.

As alterações de comportamento mais observadas são representadas por quietude e isolamento, as quais podem sinalizar uma depressão, ou agressividade e frequentes crises de birra, na tentativa de chamar a atenção para si, representando demanda de atenção e de segurança afetiva. Outro comportamento comum é a regressão, na qual a criança adota uma fala mais infantilizada do que a esperada para a sua idade, pede para mamar no peito, usar fraldas, chupeta e/ou mamadeira e volta a urinar nas roupas e na cama, mesmo já tendo controle de esfíncteres. Também podem ocorrer alterações no sono e na alimentação, irritabilidade e dificuldades de adaptação na escola ou creche, onicofagia, sucção digital e gagueira.

De outro modo, algumas crianças podem demonstrar aceitação plena do irmão desde o início e a família deve ficar muito atenta, pois ela pode estar ocultando os seus sentimentos e cursar com maior dificuldade em se integrar ao novo contexto familiar.

COMO PROCEDER?

O preparo da criança para a chegada do irmão deve começar antes da nova gestação; a educação deve incluir muito diálogo, noções de convivência e os pais devem ajudar os filhos a lidar com os próprios sentimentos, oportunizando que eles falem sobre o que não gostam e como se sentem nas mais variadas situações.

Durante a gestação, os pais poderão usar como estratégia a inclusão da criança nos preparativos para a chegada do irmão (escolha do enxoval, arrumação do quarto) e conversar sobre os cuidados necessários aos bebês e que esses cuidados demandam uma maior dedicação de tempo. Procurar dispor de um tempo para ouvir o filho, conversar, contar histórias e brincar, sem abrir mão da educação com limites e das rotinas domésticas; reforçar o afeto, amparando assim o medo do desamparo e minimizando as suas angústias. Demonstrar com atitudes que o amor dos pais pode ser compartilhado com todos os filhos, sem diminuir o que lhe dedica, pode substituir o conceito de perda pela abertura de uma nova possibilidade: ter um companheiro para partilhar as brincadeiras e lhe ensinar o que já aprendeu.

Depois do nascimento, os pais devem ficar atentos ao comportamento da criança e, para ajudá-la a se sentir mais confiante e compreendida, podem resgatar suas memórias e contar para a criança como se sentiram com a chegada dos seus irmãos. Essa atitude pode mostrar à criança que os seus sentimentos são normais e que pode contar com o apoio dos seus pais.

O envolvimento dos irmãos nos cuidados com o bebê deve ser feito de forma segura e sempre supervisionada, evitando deixar as crianças sem a companhia de um adulto, pela possibilidade de atitudes inadequadas, com risco de acidentes, como tentar carregar o bebê no colo ou oferecer-lhe alimentos ou pequenos objetos com os quais possa engasgar e sufocar.

Diante do comportamento de regressão, não é recomendável ser rígido, brigar nem compactuar com essas atitudes regressivas. A melhor maneira de lidar com a situação é dialogar com a criança, explicando o quanto as competências alcançadas por ela no seu desenvolvimento são importantes e interessantes e que motivam o orgulho da família.

O apoio de toda a família será decisivo para a aceitação sem traumas, por isso, não apenas as crianças, mas também os adultos devem ser preparados para receber a criança que nascerá. É importante que pais, avós e outros familiares entendam o seu papel como facilitadores da situação e evitem comentários que levem a criança a imaginar o irmão como uma ameaça à sua posição na família, como "vai perder o colo", "vai ter que dividir tudo com o irmão" e outros semelhantes, porque podem potencializar os sentimentos de perda vivenciados pela criança, gerar conflitos e rivalidade e assim dificultar a relação entre os irmãos e o manejo da situação pelos pais.

Além das questões emocionais, algumas questões práticas requerem atenção da família no preparo dos filhos para a chegada do(s) irmão(s), como:

- Atualização do calendário de vacinação para evitar transmissão de doenças para o(s) irmão(s);
- Orientação sobre o uso exclusivo de objetos e utensílios do bebê;
- Esclarecimento sobre as particularidades dessa idade, como por exemplo, a alimentação restrita, não sendo possível lhe oferecer outros alimentos;
- Explicação sobre os riscos de acidentes e quedas se crianças tentarem pegar os bebês no colo sem a supervisão de adultos.

Comunicação de Notícias Difíceis e Assistência aos Pais de Crianças Malformadas

11

☞ Objetivos

Discutir a repercussão familiar das anomalias fetais e a participação do pediatra como orientador e facilitador nesse contexto.

☞ Conteúdo

Considerações sobre o impacto da notícia de anomalias fetais para a família e como lidar com os pais nessa situação, facilitando a aceitação do filho e os cuidados necessários.

O nascimento de um filho é um momento único e faz parte do ciclo de vida familiar. Em muitos casos, representa a concretização social da família, a masculinidade do pai e a realização emocional da mãe. Durante a gestação, tanto a mulher quanto o homem vivenciam um emaranhado de sentimentos, muitas vezes contraditórios, com predomínio de ansiedade e medo, este último relacionado às fantasias de não saber cuidar do bebê e de ter um filho com alguma deficiência física evidente. Apesar desses temores, o casal fantasia e faz planos, imagina como será o seu filho (o "bebê imaginário") e geralmente cria grandes expectativas sobre os tão esperados e saudáveis "príncipes" e "princesas".

Nesse sentido, o diagnóstico de malformação, seja intraútero ou após o nascimento é sempre inesperado e exerce alto impacto na família, pela ruptura súbita entre o idealizado e a realidade. Além dos problemas médicos, psicológicos e econômicos, essa situação desencadeia uma desestruturação familiar decorrente do trauma psicológico e da dificuldade de adaptação à nova realidade. Esse processo é longo e gerador de crises, desgaste emocional e conflitos, e a família pode passar por um processo de luto pela perda do bebê sonhado, equivalente ao luto por morte. Assim, torna-se necessário oferecer suporte à família para a chegada do "bebê real", com anomalias, extrapolando os cuidados técnicos ao RN, identificando os processos emocionais envolvidos na psicodinâmica familiar e encaminhando para intervenção psíquica os membros dessa família que manifestarem sintomas de ansiedade, angústia, estados depressivos, medos e inseguranças além da reação circunstancial esperada.

A adaptação familiar ao bebê com malformação ou com possível evolução para desfechos desfavoráveis é individual, mas geralmente os sentimentos e reações iniciais são representados por choque, negação, resistência, tristeza, raiva, equilíbrio e reorganização. Desta forma é necessário e imprescindível para essa família o apoio dos profissionais envolvidos no processo, juntando-se a isso o tempo como um importante aliado nesse processo de aceitação e adaptação ao "filho real" para que assim seja possível uma reconstrução e organização desses afetos e sentimentos iniciais.

Assim, obstetra e pediatra devem associar conhecimento técnico e sensibilidade para acolher a gestante ou a puérpera e seus familiares com suas angústias, dúvidas e medos e compreender a avalanche de emoções pela qual eles passam, sem julgamento nem preconceitos. Esse acolhimento deve ser feito de forma individualizada, utilizando como principal recurso uma escuta qualificada e uma linguagem adequada aos aspectos intelectuais, sociais e culturais da família.

Para a revelação diagnóstica deverão ser evitadas terminologias científicas, as quais poderão dificultar a compreensão das informações. O entendimento errôneo das informações pode gerar expectativas familiares que não se confirmarão, podendo gerar ansiedade e angústia e dificultar ainda mais a compreensão das informações que de fato são importantes e necessárias.

As informações transmitidas devem ser relacionadas aos cuidados com a criança, objetivando atender às suas necessidades. Também devem permitir perguntas e oferecer respostas às suas dúvidas, evitando enfatizar os aspectos negativos e destrutivos, pois poderá desencadear nos pais uma expectativa errônea sobre o desenvolvimento da criança. Essa percepção distorcida poderá dificultar o processo de aceitação e também o estabelecimento das relações afetivas, exacerbando o sentimento de rejeição.

A comunicação à família referente a problemas detectados na vida intrauterina pode ser realizada de forma menos traumática se fizer parte de um processo iniciado durante o pré-natal, especialmente se a construção de vínculo entre a família e o pediatra já estiver em andamento. Essa estratégia poderá diminuir o impacto do nascimento e antecipar a preparação da família para a recepção, aceitação e cuidados ao RN em situação especial.

Consultas Pediátricas de Rotina — a Puericultura

☞ Objetivos

Colocar para o pediatra a importância de sensibilizar a família para a realização da puericultura como uma estratégia de intervenção na saúde do futuro adulto.

☞ Conteúdo

Abordagem sobre a "Primeira Semana de Saúde Integral" do Ministério da Saúde como estratégia de redução da morbimortalidade neonatal.

Aspectos relacionados à primeira consulta de puericultura, à periodicidade das consultas subsequentes na rotina pediátrica e às orientações fornecidas nessas consultas, inclusive sobre os sinais de alerta.

A puericultura está baseada no acompanhamento integral da criança, envolvendo seu bem-estar físico, social e mental. Os principais focos da consulta de puericultura são a avaliação do crescimento e do desenvolvimento neuropsicomotor (DNPM) e a adoção de medidas de prevenção e de promoção à saúde que influenciarão a qualidade de vida do adulto que essa criança se tornará no futuro. Essa consulta deve gerar orientações como a alimentação adequada, a prevenção de acidentes e de doenças infecciosas através da vacinação e ainda discutir temas como disciplina e limites e os sinais de alerta para triagem de problemas graves de saúde.

A periodicidade das consultas deve ser mensal durante os primeiros seis meses de vida, trimestral até os dois anos e semestral ou anual até o final da adolescência.

Os primeiros meses de vida são marcados por adaptações da criança e da família, envolvendo aspectos emocionais como medos e ansiedade, os quais poderão ser minimizados pela assistência especializada oferecida às famílias pelo pediatra durante as consultas de puericultura, imprescindíveis para a saúde da criança.

O DNPM deve ser vigiado, orientado e estimulado pelo pediatra durante a puericultura. Segurança e estimulação devem estar inclusas nos cuidados familiares dispensados às crianças.

O ambiente doméstico deve ser tranquilo, com harmonia familiar e estabelecimento de rotinas de sono, alimentação e cuidados higiênicos. O espaço onde a criança vive deve ser adaptado para reduzir os perigos de acidentes, porém não deve ser esvaziado, para que a criança aprenda a conviver com os objetos e com os limites do que pode ou não manipular.

Ainda no pré-natal e durante as consultas de puericultura deve ser feita a conscientização da família a respeito da influência negativa do mau uso da tecnologia digital sobre a saúde da criança e do adolescente. Desta forma, as atividades de tela como jogos eletrônicos, *tablet,* celular, computador e televisão devem ter seu tempo reduzido durante toda a infância, de acordo com as recomendações do manual da Sociedade Brasileira de Pediatria (SBP) para saúde digital na infância e adolescência. Esse manual está embasado em estudos científicos que tem demonstrado a influência da tecnologia digital sobre comportamentos, modificando hábitos desde a infância. O uso precoce e de longa duração de jogos online, redes sociais ou diversos aplicativos com filmes e vídeos na Internet pode causar dificuldades escolares e de socialização, podendo levar a dependência, manifestada por problemas mentais, ansiedade, violência, *cyberbullying*, transtornos de sono e alimentação, sedentarismo, problemas auditivos por uso de *headphones*, problemas visuais, problemas posturais e lesões por esforço repetitivo (LER), além de comprometer a sexualidade.

A PRIMEIRA CONSULTA DE PUERICULTURA

O pediatra deve orientar a família na consulta pré-natal sobre a importância de iniciar a puericultura dentro da primeira semana de vida. É um momento oportuno para reafirmar aos pais os cuidados para manter a saúde de seu bebê.

O Ministério da Saúde possui uma estratégia para atenção à saúde materna e neonatal, com o objetivo de redução da mortalidade infantil e de manejo de intercorrências no puerpério, uma vez que nesse período se concentra a maior parte das situações de morbimortalidade materna e neonatal. Trata-se da "Primeira Semana de Saúde Integral", que inclui uma visita domiciliar de agentes comunitários de saúde dentro da primeira semana após a alta do bebê, na qual serão abordadas questões relacionadas ao período neonatal imediato, como: testes de triagem neonatal, primeiras vacinas do RN, orientação e apoio ao aleitamento materno. Essa visita deverá ser antecipada para os primeiros 3 dias após a alta, caso esteja presente alguma situação de risco:

Relacionadas à mãe e ao contexto familiar:
- Portadora de HIV;
- Adolescente < 16 anos de idade;
- Analfabeta;
- Portadora de deficiência ou distúrbio psiquiátrico ou drogadição que impeça o cuidado da criança;
- Família sem fonte de renda;
- Família residente em área de risco;
- História de morte de criança < 5 anos de idade na família;
- História de morte de criança, aborto ou malformações congênitas por sífilis congênita.

Referentes ao RN:
- Peso ao nascer < 2.500 g;
- Intercorrências perinatais que tenham motivado internação do RN;
- RN manifestamente indesejado.

Durante a visita domiciliar deve ser realizada uma avaliação da mãe e do seu RN, na qual serão abordados aspectos da saúde materna e do RN, avaliação da interação mãe/RN, orientações para o planejamento familiar, dentre as quais o agendamento da consulta do puerpério até 42 dias após o parto.

Devem ainda ser orientados sobre os sinais de alerta para as diversas idades, os quais devem motivar busca por atendimento médico e reavaliações mais frequentes da criança que apresente febre ou hipotermia, cianose, pele marmórea, palidez intensa, icterícia, pausas respiratórias, desconforto respiratório, hipoatividade, irritabilidade intensa, regurgitações frequentes, distensão abdominal, vômitos, diminuição ou recusa alimentar, ganho ponderal insuficiente ou perda de peso.

RESPOSTAS ÀS DÚVIDAS MAIS FREQUENTES DA FAMÍLIA NA PRIMEIRA CONSULTA

Os focos principais dessa consulta são a adaptação da família e do RN, a amamentação, a perda fisiológica de peso do RN nos primeiros dias de vida, a prevenção de doenças e de acidentes e a detecção de problemas como a icterícia, os cuidados com o coto umbilical e esclarecimento de outras dúvidas.

Cuidados com o coto umbilical: classicamente tem sido usado o álcool a 70% nos cuidados ao coto umbilical, entretanto, desde 2017 a OMS orienta o manejo de acordo com o risco para infecções: se o RN teve parto domiciliar em local com alta mortalidade neonatal, deve aplicar clorexidina 4% diariamente no coto umbilical durante a primeira semana de vida; mas, se o parto foi hospitalar ou domiciliar em locais de baixa mortalidade neonatal recomenda apenas manter o coto umbilical limpo e seco. Secreções, sangramentos ou odor local devem ser comunicados ao pediatra.

Choro: deve ser percebido como uma forma de comunicação do bebê, não sendo, necessariamente, sinal de sofrimento. Os pais deverão identificar situações de desconforto tais como fome, frio ou calor, cólicas e necessidade de troca de fralda. Para controlar o choro, além de resolver as situações de desconforto poderão ser utilizados recursos como falar suavemente, enrolar o bebê em um tecido macio, com cuidado para não superaquecer, fazer suave massagem de relaxamento ou banho de balde ("ofurô").

Cólicas: geralmente se iniciam após a segunda semana de vida e se encerram por volta dos três a quatro meses de vida. Ocorre em 5% a 25% dos bebês, e embora represente desconforto para os bebês e preocupação para os pais, causas patológicas estão presentes em < 5% dos casos. Atualmente o uso de probióticos pode ser avaliado para o controle das cólicas do lactente.

Alimentação: a opção deverá ser preferencialmente pelo LM exclusivo, não devendo ser oferecidos água, chás ou outros alimentos. A prática de AM cruzado é contraindicada. Orientar a família sobre o manejo de problemas com a amamentação.

Banhos e uso de cosméticos: a pele do bebê é muito sensível e o uso de cosméticos (sabão, óleos, shampoo, condicionador e hidratantes) deverá ser orientado pelo pediatra, baseado nas características da pele do RN.

Prevenção de doenças e acidentes: lavar as mãos antes de pegar no bebê, evitar exposição a doentes, locais com aglomeração de pessoas e visitas muito frequentes e demoradas; usar equipamento de segurança no transporte, entre outras ações preventivas.

Primeiras vacinas: deverão ser aplicadas preferencialmente na maternidade, mas se isso não ocorreu, orientar a iniciar a vacinação o mais breve possível com as vacinas BCG e contra hepatite B. Não esquecer a indicação da estratégia casulo para familiares e cuidadores.

Os primeiros exames: o pediatra deverá orientar á família sobre a importância da realização dos testes de triagem neonatal e de retornar para mostrar os resultados.

Alimentos e medicamentos: devem ser usados somente sob orientação médica, nunca por iniciativa própria ou conselhos de leigos, uma vez que há poucos fármacos liberados para o primeiro ano de vida, seja por falta de estudos ou pelo maior risco de reações adversas.

Medidas antropométricas: explicar sobre a perda fisiológica de peso do RN nos primeiros dias de vida, aferir peso, comprimento e perímetro cefálico (PC) e anotar na caderneta da criança acompanhando a evolução das curvas.

A Consulta Pediátrica Pré-natal — Roteiro Prático

13

☞ Objetivos

Oferecer um roteiro prático para nortear o Pediatra na consulta pré-natal.

☞ Conteúdo

Considerações sobre o agendamento e a realização dessa consulta; manejo do prontuário; acordos sobre as formas de comunicação; especificação dos aspectos a serem pesquisados na anamnese; exame físico da gestante.

Esta consulta certamente será de grande importância na rotina da pediatria de consultório e no resgate à puericultura. Assim, deverá ser divulgada entre os obstetras e as famílias, para que se concretize como uma ação essencial na promoção da saúde da criança.

Durante a gestação, o parto, o nascimento e o puerpério a família constrói expectativas e experimenta sentimentos que serão extremamente importantes para transformações familiares e para a construção de vínculos com a criança, o que resultará em alto impacto sobre a saúde infantil. A participação paterna nos cuidados com o filho desde o pré-natal e durante a puericultura contribuirá para que esse impacto seja positivo não só para a construção do vínculo pai-filho, mas também para a convivência do casal.

Para a realização dessa consulta, algumas considerações merecem ser feitas:

- Poderá ser realizada presencialmente ou por Telemedicina;
- Deverá ser realizada preferencialmente com e para o "casal grávido", portanto, ao agendamento da consulta, a presença do(a) companheiro(a) deverá ser sugerida;
- Além de trabalhar com o "casal grávido", sempre que possível deve-se envolver avós para que sejam parceiras do pediatra, já que são referências para filhas e noras e podem exercer grande influência na adesão às condutas;
- O atendimento deverá ser previamente agendado, com disponibilidade de pelo menos uma hora para

a consulta, podendo ser necessário um tempo maior, de acordo com as demandas de cada família;
- No momento do agendamento deverá ser orientado que leve toda a documentação da gestação para a consulta: o cartão de pré-natal (onde estão anotados todos os dados da gestação, como intercorrências, resultados de exames, controle de peso e PA, entre outros), o cartão de vacinação da gestante e os resultados de exames complementares realizados (laboratoriais e de imagem);
- O ambiente da consulta deve ser confortável para a gestante e o pediatra deverá utilizar linguagem clara e acessível ao nível de compreensão da família;
- O atendimento da gestante deverá ser registrado em um prontuário em seu nome e posteriormente substituído pelo nome da criança na primeira consulta pós-natal, dentro da primeira semana de vida, para dar sequência às consultas de puericultura. O conteúdo da consulta pré-natal comporá os antecedentes gestacionais e familiares no prontuário do RN.

ROTEIRO PRÁTICO

O pediatra deverá apresentar a sua forma de trabalho, explicar sobre a periodicidade das consultas de Puericultura, os prazos para retornos e estabelecer acordos quanto à sua disponibilidade para uso do celular e das redes sociais como veículos de comunicação.

Identificação dos pais

Registrar para ambos o nome, a idade, a procedência, a profissão (objetivando identificar exposição habitual a produtos tóxicos/teratogênicos), tipo sanguíneo e fator Rh.

Abordagem na anamnese

A prioridade é questionar sobre as demandas dos pais. Outros tópicos para discussão nesta visita devem ser abordados:
- Como você tem se sentido fisicamente e emocionalmente?
- Como seu(sua) parceiro(a) se sente sobre sua gravidez?
- Quais são os seus recursos para cuidar do bebê? Você dispõe de rede de apoio?
- Quais as suas principais dúvidas sobre os cuidados ao bebê nos primeiros dias?
- Você já pensou sobre o seu plano de parto? (escolha do local de parto, a equipe de parto e a via de parto, os cuidados pediátricos e obstétricos).

História obstétrica

Para a gestante, pesquisar a idade, a paridade, intervalos entre os partos, a data da última menstruação, a idade gestacional, a data provável do parto, se a gestação foi planejada, se realizou fertilização *in vitro*, intercorrências na gestação atual e em gestações anteriores, como traumas, doenças, febre, exantema, exposição a radiação e a produtos químicos, uso de fármacos e drogas lícitas ou ilícitas pela gestante, prática de esportes/atividade física na gestação, história de abortos, natimortos, partos prematuros e RN PIG anterior à gestação atual, mortalidade perinatal (causas dos óbitos), início e duração do aleitamento materno em relação aos filhos anteriores.

Diante de história de trabalho de parto prematuro prévio, há risco de reincidência e o obstetra avalia a indicação de corticoterapia profilática (betametasona ou dexametasona entre a 24ª e a 34ª semana de gestação), objetivando reduzir os riscos de complicações pulmonares, micro-hemorragias cerebrais e enterocolite necrotizante caso o RN seja pré-termo.

Fatores familiares de risco à saúde da criança

Consanguinidade entre os pais, história familiar para malformações congênitas, síndromes genéticas, diabetes, HAS, doenças contagiosas (tuberculose, hanseníase, dentre outras), câncer de mama ou de outros sítios.

Identificação de determinantes sociais da saúde

Pais adolescentes, baixo nível socioeconômico e cultural, baixa escolaridade, mãe solteira, estrutura familiar, número e idade dos filhos; fatores que possam interferir na estabilidade emocional dos pais como emprego, condições inadequadas de moradia; situação de vida e segurança alimentar, riscos ambientais, tabagismo, alcoolismo, uso de drogas ilícitas; adaptação à gravidez, risco para violência doméstica; expectativas dos pais para o nascimento do bebê.

Avaliação de risco para doenças infecciosas

Doenças infectocontagiosas passadas ou em atividade; exantema, febre, ITU; resultados de exames: hemograma, urina tipo 1 e testes de triagem para infecções (HIV, sífilis, HbsAg, toxoplasmose, citomegalovirose (CMV), *herpes simples* 1 e 2 e HTLV), vacinação dos componentes do núcleo familiar contra doenças infecciosas, presença de animais no ambiente doméstico.

Exame físico

Dados de exame físico da gestante com importância para o Pediatra:
- **Peso** – pesquisar o peso anterior à gestação e aferir o atual, para cálculo do ganho ponderal na gestação, preferencialmente baseado no índice de massa corpórea (IMC = peso /altura^2);
- **Aferição da PA**;
- **Avaliação de edema periférico**;
- **Exame das mamas** – é imprescindível avaliar os mamilos, se planos, invertidos ou normais e verificar presença de colostro. Enquanto examina, poderá orientar sobre a prevenção de fissuras de mamilos através da "pega" adequada e sobre a ordenha manual quando necessária;
- **Exame do feto** – será realizado indiretamente, através da avaliação de USG obstétrica, a qual pode estimar as medidas antropométricas do RN e a ocorrência de RCIU. A USG morfológica pode fornecer informações sobre possibilidades de

malformações fetais e síndromes genéticas. Os aspectos anatômicos e funcionais do sistema cardiovascular poderão ser avaliados através do ecocardiograma fetal com mapeamento de fluxo em cores, que deve ser feito, preferencialmente, entre 24 e 28 semanas de gestação, com sensibilidade de 85% quando realizado por cardiologista experiente.

Orientações Que essa Consulta Deverá Gerar para as Famílias

14

☞ **Objetivos**

Antecipar informações para que os pais se sintam mais seguros diante de situações ainda não vivenciadas.

☞ **Conteúdo**

Alimentação da gestante; estratégia casulo; tipos de parto e sua implicação para a saúde da criança; o nascimento e a assistência pediátrica na sala de parto; apoio à amamentação, importância dos testes de triagem neonatal e das consultas de puericultura.

ALIMENTAÇÃO DA GESTANTE

A qualidade dos alimentos deve ser uma preocupação constante na gestação, já que a nutrição adequada nessa fase da vida é fator protetor para o futuro do seu filho em relação a doenças crônicas, déficits nutricionais e RCIU.

As alterações fisiológicas da gestação implicam em adotar alguns hábitos como: comer devagar, mastigar bem os alimentos e fazer intervalos regulares e curtos entre as refeições (3/3 horas) para reduzir náuseas, vômitos e desconforto gástrico; não deitar logo após as refeições para evitar refluxo gastroesofágico e ter sempre um alimento na bolsa (barrinha de cereais ou fruta) pode ser uma boa estratégia para evitar hipoglicemia se for inevitável atrasar alguma refeição. O Capítulo 5 poderá ser consultado para adicionar outras orientações.

PREVENÇÃO DA SÍNDROME ALCOÓLICA FETAL

A Síndrome Alcoólica Fetal (SAF) e os Distúrbios do Espectro da Síndrome Alcoólica Fetal (DESAF) resultam da exposição intrauterina ao álcool e representam as causas mais comuns de deficiência intelectual não hereditária. São condições pouco diagnosticadas ou com diagnóstico tardio, o que atrasa as intervenções por equipe multidisciplinar e pode piorar o prognóstico. Não há cura.

A prevalência no Brasil é desconhecida, mas em outros países varia de 1,1 a 5,0% nos Estados Unidos e Europa e de 13,6 a 20,9% na África do Sul.

Para o diagnóstico da SAF, todas as características clínicas devem estar presentes: RCIU e/ou retardo de crescimento pós-natal, características faciais dismórficas, disfunção do sistema nervoso central (SNC), deficiências cognitivas e neurocomportamentais, enquanto para DESAF não é necessário atender a todos os critérios exigidos para o diagnóstico da SAF.

Estudos tem demonstrado aumento no consumo de álcool durante a gravidez.

O álcool é um agente teratogênico que pode atingir todos os órgãos do feto em formação, mas principalmente o SNC, porque o cérebro fetal se desenvolve durante toda a gestação. O álcool presente no sangue materno passa para o feto através do cordão umbilical e em cerca de 1-2 horas a concentração no sangue fetal é semelhante à da mãe.

A ingestão de álcool durante a gestação pode causar abortamento ou natimortalidade, além das alterações dismórficas, neurológicas, cognitivas e comportamentais.

Não há etapa gestacional permitida para o consumo, nem dose considerada segura, então a recomendação é de abstinência completa do álcool durante a gestação e amamentação, bem como no período pré-concepcional, já que na periconcepção os problemas de ingestão de álcool por mulheres também podem repercutir sobre o concepto.

O PARTO E O NASCIMENTO – ORIENTANDO ESCOLHAS
Parto normal (vaginal) ou cesárea?

Já são bem conhecidos os benefícios do parto vaginal para a mãe e o RN, entretanto, a escolha da via de parto (vaginal ou cesárea) deverá ser embasada em discussão envolvendo o obstetra, o pediatra e o casal, sempre buscando a melhor indicação para o binômio mãe-filho.

Estudos recentes sobre microbiota intestinal demonstram que o parto por via cesariana aumenta em 20% o risco de asma e doenças atópicas, quando comparado com o parto pela via vaginal. Isso porque o RN perde a oportunidade de colonização pela microbiota materna do canal de parto e desenvolve uma microbiota favorável à desregulação da resposta imune.

A existência do Plano de Parto recomendado pela OMS desde 1986 e adotado pelo Ministério da Saúde através da Rede Cegonha deve ser divulgada na comunidade, para que as mulheres possam usufruir desse direito. É uma carta de intenções na qual a gestante tem autonomia para participar do planejamento e da execução da assistência e declarar quais são as suas expectativas em relação ao atendimento durante o parto e quais os procedimentos médicos e intervenções que aceita. Pode escolher caminhar e se movimentar durante o trabalho de parto e parto e optar pela posição em que se sentir mais confortável. Não é obrigatória a posição de litotomia dorsal.

A OMS acredita que essas recomendações que consideram os aspectos emocionais, psicológicos e sociais em torno do nascimento sejam importantes e factíveis nos serviços de perinatologia, apesar de considerar que, a despeito do direito da mulher às suas escolhas, mesmo uma "gravidez sem risco" pode dar origem a complicações com necessidade de intervenções não previstas inicialmente.

A mulher deve ter também o direito de decidir sobre o descarte da placenta e outras práticas culturalmente significativas, a assistência ao RN, como por exemplo, permanecer junto com a mãe se as condições clínicas forem favoráveis, iniciar a amamentação dentro da "*Golden hour*" e que não seja oferecida fórmula ao seu RN.

A escolha da maternidade

Essa escolha deverá considerar a assistência por pediatra em sala de parto, acatando orientação da SBP. Além disso, em caso de gestação de alto risco a escolha da maternidade deve levar em consideração a existência de UTI neonatal e para adultos. Os bebês que necessitarem de continuidade de assistência após o nascimento, depois de estabilizados, serão encaminhados à Unidade de Cuidados Intermediários Neonatal (UCIN) ou à Unidade de Terapia Intensiva Neonatal (UTIN) de acordo com as suas condições clínicas. Esclarecimentos sobre os riscos envolvidos, quando presentes, deverão ser feitos pelo obstetra e pelo pediatra, possibilitando melhor compreensão do problema e maior envolvimento da família na escolha da maternidade e nos cuidados ao RN e à puérpera.

O NASCIMENTO E A ASSISTÊNCIA PELO PEDIATRA EM SALA DE PARTO – SIMPLIFICANDO AS INFORMAÇÕES PARA A FAMÍLIA

A assistência ao RN em sala de parto trabalha com avaliação prévia de riscos e antecipação de condutas. Por orientação da SBP, todo RN, ainda que seja de baixo risco (RN a termo, com líquido amniótico claro, respirando ou chorando e com bom tônus muscular ao nascer) deve ser atendido por pediatra treinado em ressuscitação neonatal na sala de parto.

Deve-se orientar a família sobre as ações do pediatra em sala de parto: prover calor, aspirar boca e narinas (se necessário), avaliar o RN de acordo com o boletim de APGAR no primeiro e no quinto minuto, atribuindo notas para a frequência cardíaca, a respiração, a irritabilidade reflexa, o tônus muscular e a cor, como parte da avaliação de risco para reanimação. Ainda em sala de parto, o exame pediátrico inicial é realizado para afastar malformações congênitas e são prestados os cuidados da enfermagem, incluindo aferição das medidas antropométricas, aplicação de vitamina K via intramuscular para evitar a doença hemorrágica do RN e uso de colírio para prevenção de conjuntivite infecciosa no RN. Orientar sobre a identificação do RN através da coleta de digitais (polegar materno e pé do bebê), pulseiras no tornozelo e punho do bebê e no punho materno, que só deverão ser retiradas no momento da alta hospitalar.

RNs de médio ou alto risco podem precisar ser encaminhados à UCIN ou à UTIN e o RN estável, de baixo risco, com exame físico normal deve ser colocado para mamar dentro da primeira hora de vida (*Golden hour*) e depois encaminhado ao alojamento conjunto, para dar continuidade ao aleitamento materno em regime de livre demanda.

Aspectos gerais sobre os cuidados com o RN

- Preparar os pais para os cuidados com o bebê que está chegando, desde o nascimento até a alta hospitalar e em casa, incluindo o cuidado noturno;
- Orientar a família sobre questões práticas como: manejo do coto umbilical; melhor posição para dormir (sempre de barriga para cima, para diminuir o risco de morte súbita do lactente); as visitas; os primeiros passeios do bebê e o seu transporte adequado; a imaturidade hepática e renal e o uso de medicamentos; a lavagem das mãos como a técnica mais eficaz para evitar infecções;

- Discutir conceitos essenciais para o cuidado diário com o bebê, como a sua higienização, os banhos, as trocas frequentes de fraldas (higienização com algodão e água, já que os lenços umedecidos podem manter a pele úmida e favorecer o crescimento de fungos) e a lavagem de mãos após as trocas;
- Orientar o uso de roupas adequadas ao clima (excesso de agasalhos pode causar aumento da temperatura no RN) e a lavagem das roupas com sabão neutro, evitando o uso de amaciante;
- Antecipar a identificação de situações de risco para a saúde da criança e elaborar estratégias para contorná-las, incluindo a segurança em casa e no transporte;
- Conversar sobre a disponibilidade de suporte familiar para ajuda;
- Discutir sobre a época do retorno da mãe ao trabalho e a estrutura que utilizarão nesse momento para os cuidados ao bebê (babá, creche ou cuidados por outro membro da família);
- Abrir espaço para esclarecimento de outras dúvidas da família antes do parto.

Abordagem de aspectos fisiológicos do RN

- O choro, a sua tradução como forma de comunicação do bebê, não necessariamente relacionado a dor e sofrimento e as estratégias usadas para seu controle;
- As cólicas, as regurgitações, a aerofagia durante as mamadas e a indicação de colocar o bebê para "arrotar" depois das mamadas;
- O mecônio, as fezes de transição, a disquesia do lactente e o padrão de fezes do RN em uso de LME;
- Os espirros e os soluços;
- O padrão de sono fracionado, com despertares frequentes durante a noite, invertendo a relação entre noite e dia para sono e vigília;
- A respiração periódica do RN, alternando taquipneia e breves pausas respiratórias;
- A perda fisiológica de peso nos primeiros dias de vida e o padrão esperado de crescimento e desenvolvimento;
- Os sinais de alerta que podem sugerir gravidade no RN: vômitos, diarreia, febre, distensão abdominal, letargia, ganho de peso insuficiente.

Apoio à amamentação

- Explicar sobre as vantagens do AM para a mãe e para o bebê;
- Orientar a manter uma alimentação saudável com maior ingesta hídrica durante a gravidez e a amamentação; cuidados com as mamas: uso de sutiã de sustentação com abertura na região mamilar; exercícios para mamilos intrusos (na ausência de risco para prematuridade); evitar uso de sabão, cremes ou óleos, bucha, toalha ou qualquer outro objeto de atrito nos mamilos; orientar sobre a apojadura, o regime de livre demanda (sempre que o bebê solicitar), o conceito de mamada "anterior" e "posterior" e a pega adequada como prevenção de fissuras de mamilos;
- Contraindicar chupetas e mamadeiras, pelo risco de confusão de bicos e não oferecer água, chás ou sucos;

- Recrutar pais e avós para o incentivo à amamentação e o apoio às mães, para aumentar as chances de sucesso;
- Orientar sobre a ordenha, conservação e oferta do LM ordenhado quando necessário;
- Investigar possíveis contraindicações temporárias ou definitivas ao aleitamento materno; contraindicar o aleitamento "cruzado";
- Oferecer suporte à mãe que não possa amamentar.

Prevenção de doenças infecciosas: estratégia casulo ("cocoon strategy") – prevenção para toda a família

Os RNs estão expostos a uma maior possibilidade de complicações e óbito por doenças imunopreveníveis, uma vez que ainda não têm idade para receber a maioria das vacinas. Além de administrar na maternidade as vacinas recomendadas para o RN, outra forma de proteção é vacinar os componentes do núcleo familiar (pais, avós, irmãos e outros), além daqueles que serão cuidadores das crianças para evitar o seu adoecimento e a consequente transmissão para os bebês. Nesse contexto, incluem-se as vacinas contra influenza, coqueluche, varicela, sarampo, caxumba e rubéola (vacina tríplice viral) e doenças meningocócicas (sorotipos ACWY e B).

Prevenção de doenças infecciosas para a gestante e a puérpera

- **Vacinas indicadas na rotina de pré-natal:** contra influenza, coqueluche, difteria, tétano e hepatite B;
- **Vacinas que podem ser consideradas para administração a gestantes suscetíveis** de acordo com a avaliação médica e a situação epidemiológica: contra COVID-19, hepatite A, vacinas conjugadas contra pneumococos e meningococos (B e quadrivalente ACWY);
- **Vacinas contraindicadas na gestação** e que deverão ser orientadas para uso no puerpério: contra sarampo, caxumba, rubéola e varicela;
- **Vacinas contraindicadas para a nutriz:** contra dengue e febre amarela, esta última contraindicada apenas durante a amamentação de crianças menores de seis meses de idade.

OUTRAS ORIENTAÇÕES

- O melhor horário para receber visitas após o parto: quando estiver se sentindo bem, sem dor e sem desconforto. Assim será mais agradável receber a família e os amigos;
- Orientar medidas de segurança em casa e no transporte da gestante, da puérpera e do RN;
- Indicar e estimular a leitura de qualidade sobre maternidade/paternidade;
- Orientar sobre a importância dos testes de triagem neonatal, indicados para identificar precocemente potenciais portadores de doenças;
- Eventos de ocorrência comum dentro dos primeiros mil dias de vida.

Encaminhamentos para profissionais de referência quando necessário

- Avaliações especializadas, na dependência dos exames do pré-natal;
- Acompanhamento de disfunções hormonais na gestação, de alterações neurológicas e do RN com exposição perinatal a infecções do grupo TORCHS;
- Orientação sobre possibilidade de correção de anomalias e qual a melhor época para fazê-la.

Acompanhamento do bebê: consultório ou serviços de emergência?

- Conceituar o serviço de emergência, qualificando-o como um atendimento necessário para crianças que adoeceram fora do horário de funcionamento do consultório do seu pediatra assistente, devendo dar sequencia ao acompanhamento com o mesmo;
- Explicar a impossibilidade de o pediatra de plantão na emergência orientar sobre ações rotineiras como a alimentação, o crescimento e o desenvolvimento da criança;
- Orientar sobre a necessidade de acompanhamento da criança no primeiro ano de vida (consultas de puericultura), com início dentro da primeira semana;
- Explicar as vantagens desse acompanhamento, como o atendimento sempre pelo mesmo pediatra, a construção do vínculo e da relação de confiança;
- Combinar com os pais a forma de comunicação com o pediatra e encorajá-los a ligar para o consultório sempre que houver algum problema.

15 O Quarto e o Enxoval do Bebê — Mais Que Beleza: Funcionalidade e Conforto

☞ Objetivos

Oferecer informações complementares ao pediatra sobre questões práticas relacionadas ao ambiente ideal para o bebê, caso sejam solicitadas pela família, como parte da sua demanda.

☞ Conteúdo

Descrição de ambiente seguro e adequado ao RN e lactente, objetivando conforto, prevenção de doenças e de acidentes e estimulação adequada à idade da criança.

Ao projetar o quarto do bebê, a família deverá levar em consideração que o futuro ocupante desse cômodo apresenta características especiais que demandarão um ambiente igualmente especial, projetado para prevenir acidentes, reduzir o risco de adoecimento e prover estimulação adequada da criança. Também o ambiente deverá ser adequado ao estilo de vida da família e devem ser evitados exageros na decoração.

A localização deve ser preferencialmente próxima ao quarto dos pais, para facilitar os cuidados noturnos e a amamentação. O quarto deve ter iluminação natural durante o dia e janelas que possam ser abertas para arejar o ambiente. A iluminação noturna deverá ser indireta.

As paredes devem ser claras, pintadas com tinta atóxica, preferencialmente lavável e com tratamento anti-mofo. As cores mais fortes, que tem efeito estimulante, devem ficar restritas aos acessórios de decoração e aos brinquedos. O piso deve ser fácil de limpar e resistente à água, pois rotineiramente deverá ser higienizado com pano úmido e eventualmente poderá precisar ser lavado.

Em locais onde haja risco de exposição a mosquitos, o uso de mosquiteiro é imprescindível e deve ser avaliada a possibilidade de instalação de telas finas nas janelas. Não é recomendável o uso de inseticidas, pela sua toxicidade.

A escolha dos móveis deve levar em consideração o tamanho do quarto, lembrando que deverá haver espaço livre para circulação de pessoas e do carrinho e para o bebê brincar à medida que for crescendo. Os móveis devem ser de fácil limpeza e o berço e a cômoda devem ser adequados à altura da mãe, para facilitar os cuidados ao bebê. Caso queira ter no quarto uma poltrona para amamentação, deverá escolher um modelo confortável e testar antes de comprar para ver se o assento e encosto são confortáveis, e se a altura dos braços é compatível com a altura da mãe.

O pequeno colchonete classicamente usado sobre a cômoda como trocador de fraldas oferece riscos para acidentes, principalmente para quedas. O ideal é que o trocador meça 90 x 60 cm, que tenha laterais rígidas, para conter a criança e que possa ser encaixado na cômoda ou transversalmente sobre o berço.

O berço deve ter grades com espaçamento menor que 6,0 cm entre as barras e deve ter altura regulável do estrado para se adequar ao crescimento do bebê. Poderá ser feita a opção por berços versáteis, que podem ser transformados em camas quando o bebê crescer. Protetores de tecidos para as grades oferecem risco para sufocação, caso não estejam bem presos e possam se soltar.

Os objetos decorativos devem ser laváveis e de materiais que não acumulem poeira. Roupas e utensílios deverão ficar dentro de cômodas ou de armários fechados.

À medida que o bebê vai crescendo, os riscos para acidentes aumentam e se modificam. Tomadas elétricas devem ser protegidas, as arestas dos móveis devem receber proteção de silicone e travas de segurança devem ser instaladas nos móveis. As chaves não deverão ficar na porta e deve-se evitar o uso de móveis, utensílios e brinquedos que possam ser usados como escada pela criança.

ESCOLHA DO ENXOVAL

As melhores opções de tecidos para as roupas do bebê são aqueles de algodão e os antialérgicos. Os cobertores e mantas devem ser adequados ao clima, para evitar desconforto por frio ou calor. As roupas devem ser fáceis de vestir e de tirar, assim, deve-se evitar golas muito apertadas, que dificultam a passagem da cabeça; os macacões devem ser abertos na frente e as roupas de mangas compridas devem ter boa elasticidade, pois para vesti-las o adulto precisa passar seus dedos, além do bracinho do bebê pelo punho da roupa.

Durante o primeiro mês o bebê usa duas camadas de roupa, além de meias e luvas.

Antes do uso, é interessante cortar as etiquetas das roupas, pois elas podem incomodar os bebês e irritar sua pele. Todas as roupas e o enxoval de cama e banho devem ser previamente lavados com sabão neutro e não deverá ser usado amaciante.

Referências Bibliográficas

- ABRAN. I Consenso Brasileiro de uso de ácidos graxos ômega 3: recomendações 2014. Int J Nutrol. v. 7, n. 3, 2014. Fetal Alcohol Spectrum Disorders (FASDs)
- Agência Nacional de Saúde Suplementar (ANS): Resolução Normativa (RN) Nº 387. Atualiza o Rol de Procedimentos e Eventos em Saúde, que constitui a referência básica para cobertura assistencial mínima nos planos privados de assistência à saúde, contratados a partir de 1º de janeiro de 1999; fixa as diretrizes de atenção à saúde; revoga as Resoluções Normativas – RN nº 338, de 21 de outubro de 2013, RN nº 349, de 9 de maio de 2014; e dá outras providências. Em vigor desde 02 de janeiro de 2016.
- American Academy of Pediatrics. Kimberlin DW , Brady MT, Jackson MA, Long SS, eds. Red Book: 2018 Report of the Committee on Infectious Diseases.31st ed. Itasca, IL: American Academy of Pediatrics; 2018.
- Associação Brasileira de Imunizações (SBIm). Calendário de Vacinação da Gestante 2016/2017. Disponível em: http://sbim.org.br/images/calendarios/calend-sbim-gestante-2016-17.pdf acesso em 07/12/2016.
- Associação Brasileira de Imunizações (SBIm). Calendário de Vacinação da Gestante 2021/2022. Disponível em: https://sbim.org.br/images/calendarios/calend-sbim-gestante.pdf acesso em: 13/10/2021.
- Atenção à Saúde do Recém-Nascido – Guia para Profissionais de Saúde – volume 1. disponível em: http://bvsms.saude.gov.br/bvs/publicacoes/atencao_saude_recem_nascido_v1.pdf) acesso em: 13/04/2016.
- Azevedo PF, Souza ASR, Noronha Neto C, Lima MMS, Cardoso AS, Porto AMF. Citomegalovirose congênita: relato de caso. Rev Bras Ginecol Obstet. 2005; 27(12): 750-8.
- Baldassarre ME, Palladino V , Amoruso A , Pindinelli S, Mastromarino P, Fanelli M , Di Mauro A and Laforgia N. Rationale of Probiotic Supplementation during Pregnancy and Neonatal Period. Nutrients 2018, 10, 1693; doi:10.3390/nu10111693.
- Beck S, Wojdyla D, Say L, Betran AP, Merialdi M, Requejo JH, et al. The worldwide incidence of preterm birth: a systematic review of maternal mortality and morbidity. Bull World Health Organ. 2010;88(1):31-8.
- Besnard M, Lastère S, Teissier A, Cao-Lormeau VM, Musso D. Evidence of perinatal transmission of Zika virus, French Polynesia, December 2013 and February 2014. Euro Surveill. 2014;19(13):pii=20751. Available online: http://www.eurosurveillance.org/ViewArticle.aspx?ArticleId=20751 acesso em 03/04/2016.

- Bhutta ZA, Ahmed T, Black RE, Cousens S, Dewey K, Giugliani E, Haider BA, Kirkwood B, Morris SS, Sachdev HPS, Shekar M. What works? Interventions for maternal and child undernutrition and survival. Lancet 2008, 371(9610), 417-440.
- Black RE, Allen LG, Bhutta ZA, Caulfield LE, de Onis M, Ezzati M, Mathers C, Rivera J. Maternal and child undernutrition: global and regional exposures and health consequences. Lancet 2008; 371: 243-60.
- Blackmore HL, Ozanne SE. Programming of cardiovascular disease across the life-course. Journal of Molecular and Cellular Cardiology, 2015.
- Brasil. Lei Nº 13.002, de 20 de junho de 2014. Obriga a realização do Protocolo de Avaliação do Frênulo da Língua em Bebês. Disponível em: http://www.planalto.gov.br/ccivil_03/_Ato2011-2014/2014/Lei/L13002.htm acesso em 02/06/2016.
- Brasil. Lei Nº 14.154, de 26 DE MAIO DE 2021. Altera a Lei nº 8.069, de 13 de julho de 1990 (Estatuto da Criança e do Adolescente), para aperfeiçoar o Programa Nacional de Triagem Neonatal (PNTN), por meio do estabelecimento de rol mínimo de doenças a serem rastreadas pelo teste do pezinho; e dá outras providências. Disponível em: https://www.in.gov.br/en/web/dou/-/lei-n-14.154-de-26-de-maio-de-2021-322209993. Acesso em 02/11/2021.
- Brasil. Ministério da Saúde. Programa Nacional de Controle de DST e Aids. Bases Técnicas para Eliminação da Sífilis Congênita. Brasília, 1993.
- Brasil. Ministério da Saúde. Secretaria de Atenção à Saúde. Departamento de Ações Programáticas Estratégicas. Atenção à saúde do recém-nascido : guia para os profissionais de saúde / Ministério da Saúde, Secretaria de Atenção à Saúde, Departamento de Ações Programáticas Estratégicas. – 2. ed. atual. – Brasília : Ministério da Saúde, 2014. 4 v. : il. ISBN 978-85-334-1982-7 obra completa ISBN 978-85-334-1983-4 volume 1 disponível em: http://bvsms.saude.gov.br/bvs/publicacoes/atencao_saude_recem_nascido_v1.pdf acesso em: 13/10/2016.
- Brasil. Ministério da Saúde. Secretaria de Atenção à Saúde. Departamento de Ações Programáticas Estratégicas. Área Técnica de Saúde da Mulher. Pré-natal e Puerpério: atenção qualificada e humanizada – manual técnico/Ministério da Saúde, Secretaria de Atenção à Saúde, Departamento de Ações Programáticas Estratégicas – Brasília: Ministério da Saúde, 2005. 163 p. color. – (Série A. Normas e Manuais Técnicos) – (Série Direitos Sexuais e Direitos Reprodutivos – Caderno nº 5) ISBN 85-334-0885-4.
- Brasil. Ministério da Saúde. Secretaria de Atenção à Saúde. Departamento de Ações Programáticas Estratégicas. Área Técnica de Saúde da Mulher. Pré-natal e Puerpério: atenção qualificada e humanizada – manual técnico. Brasília, 2005.
- Brasil. Ministério da Saúde. Secretaria de Vigilância em Saúde Departamento de Doenças de Condições Crônicas e Infecções Sexualmente Transmissíveis NOTA INFORMATIVA Nº 2/2021-.DCCI/SVS/MS Dispõe sobre a recomendação do medicamento Raltegravir 100mg (RAL) granulado para suspensão oral no tratamento de crianças expostas ou vivendo com HIV Disponível em: http://azt.aids.gov.br/informes/Informe%2003_21%20-%20NI0221%20-%20Recomenda%C3%A7%C3%B5es_uso_RAL%20100mg%20granulado.pdf
- Brasil. Ministério da Saúde. Secretaria de Vigilância em Saúde. Calendário Nacional de Vacinação 2020. Disponível em: https://www.saude.go.gov.br/files/imunizacao/calendario/Calendario.Nacional.Vacinacao.2020.atualizado.pdf acesso em: 13/10/2021.
- Brasil. Ministério da Saúde. Secretaria de Vigilância em Saúde. COES – Febre Amarela. Centro de Operações de Emergências em Saúde Pública sobre Febre Amarela. Informe – Nº 13/2017. Brasília, 2017.
- Brasil. Ministério da Saúde. Secretaria de Vigilância em Saúde. Calendário Nacional de Vacinação 2017. Disponível em: http://portalsaude.saude.gov.br/index.php/o-ministerio/principal/leia-mais-o-ministerio/197-secretaria-svs/13600-calendario-nacional-de-vacinacao acesso em 02/04/2017.

- Brasil. Ministério da Saúde. Secretaria de Vigilância em Saúde. COES – Febre Amarela. Centro de Operações de Emergências em Saúde Pública sobre Febre Amarela. Informe – Nº 13/2017. Brasília, 2017.
- Brasil. Ministério da Saúde. Secretaria de Vigilância em Saúde. Departamento de DST, Aids e Hepatites Virais. Guia de manejo clínico da infecção pelo HTLV. Brasília, 2013.
- Brasil. Ministério da Saúde. Secretaria de Vigilância em Saúde. Departamento de DST, Aids e Hepatites Virais. Protocolo clínico e diretrizes terapêuticas para prevenção da transmissão vertical de HIV, Sífilis e hepatites virais. Brasília, 2015. Disponível em: http://www.aids.gov.br/sites/default/files/anexos/publicacao/2015/58572/pcdt_transmissao_vertical_miolo_10_08_pdf_5557e.pdf acesso em 20/06/2016.
- Brasil. Ministério da Saúde. Secretaria de Vigilância em Saúde. Secretaria de Atenção à saúde. Manual normativo para profissionais de saúde de maternidades – referência para mulheres que não podem amamentar. Brasília, 2005. Disponível em: http://www.ibfan.org.br/documentos/outras/MSmanualHIVeAM2005.pdf acesso em 10/03/2016.
- Brasil. Ministério da Saúde. Secretaria de Vigilância em Saúde. Secretaria de Atenção Básica. Chikungunya: Manejo Clínico. – Brasília, 2017. 78 p.: il. Disponível em: http://portalarquivos.saude.gov.br/images/pdf/2016/dezembro/25/chikungunya-novo-protocolo.pdf acesso em 20/02/2017.
- Brasil. Ministério da Saúde. Secretaria de Vigilância em Saúde/Secretaria de Atenção à Saúde. Orientações integradas de vigilância e atenção à saúde no âmbito da Emergência de Saúde Pública de Importância Nacional. – Brasília, 2016. 99 p: il. Disponível em: http://portalarquivos.saude.gov.br/images/pdf/2016/dezembro/12/orientacoes-integradas-vigilancia-atencao.pdf acesso em 20/01/2017.
- Bright futures pocket guide: Guidelines for health supervision of infants, children and adolescents (4th ed.). (2017).Elk Grove Village, IL:American Academy of Pediatrics.
- Cabral-Oliveira FC, Albuquerque LC, São Paulo C, Lacerda AM, Fortuna FM, Farias S, Portela D, Christi A, Acosta AX. Defeitos Congênitos – Tópicos Relevantes. Gaz. méd. Bahia 2007;77:(Suplemento 1):S32-S39.
- Carter RC, Jacobson JL, Jacobson SW. Early Detection of Fetal Alcohol Spectrum Disorders: An Elusive but Critical Goal. Pediatrics. 2019 Dec;144(6):e20193080. doi: 10.1542/peds.2019-3080. Epub 2019 Nov 19. PMID: 31744892.
- Carvalho QCM, Cardoso MVLML, Oliveira MMCM, Lucio IM. Malformação congênita: significado da experiência para os pais. Ciência, Cuidado e Saúde, v. 5, n. 3, p. 389-397, 2008.
- Carvalho QCM, Cardoso MVLML, Oliveira MMCM, Lucio IM. Malformação congênita: significado da experiência para os pais. Ciência, Cuidado e Saúde, v. 5, n. 3, p. 389-397, 2008.
- Cavalcanti DP, Salomão MA, Lopez-Camelo J, Pessoto MA. Early exposure to yellow fever vaccine during pregnancy. Trop Med Int Health 2007;12(7):833-7.
- CDC. Updated Recommendations for Use of Tetanus Toxoid, Reduced Diphtheria Toxoid, and Acellular Pertussis Vaccine (Tdap) in Pregnant Women — Advisory Committee on Immunization Practices (ACIP), 2012. Morbidity and Mortality Weekly Report (MMWR). February 22, 2013 / 62(07);131-135. Disponível em https://www.cdc.gov/mmwr/preview/mmwrhtml/mm6207a4.htm acesso em 08/09/2016.
- CEHMOB-MG [et al]. Manual de acompanhamento da gestante com doença falciforme/Centro de Educação e Apoio para Hemoglobinopatias. Belo Horizonte: NUPAD/ FM /UFMG, 2009. 50p., il., 14,8x21cm. Disponível em: http://www.cehmob.org.br/wp-content/uploads/2014/08/manual_gestante.pdf acesso em 04/10/2016.
- Cetin I, Alvino G. Intrauterine growth restriction: implications for placental metabolism and transport. A review. Placenta. 2009; 30(Suppl A): S77-82.

- Chen H, Guo J, Wang C, Luo F, Yu X, Zhang W, et al. Clinical characteristics and intrauterine vertical transmission potential of COVID-19 infection in nine pregnant women: a retrospective review of medical records. Lancet [Internet]. 2020 Mar 7 [cited 2020 Aug 30];395(10226):809-15. Available from: https://www.thelancet.com/journals/lancet/article/PIIS0140-6736(20)30360-3/fulltext.
- Chufalo JE, Borges PR, Almeida SP. Hepatite na Gravidez. Femina maio 2006 vol 34 nº 05; 349-354.
- Connor, EM, Sperling RS, Gelber R, Kiselev P, et al.Reduction Of Maternal-Infant Transmission Of Human Immunodeficiency Virus Type 1 With Zidovudine Treatment. N Engl J Med 1994;331(18), 3 nov 1173:1180.
- Couto JCF, Avelino MM, Ferreira QTM. Toxoplasmose e Gestação. In: Couto JCF. Infecções Perinatais. Rio de Janeiro: Guanabara Koogan, 2006. p.443-471.
- Cryan JF, Dinan TG. Mind-altering microorganisms: the impact of the gut microbiota on brain and behavior. Nature Reviews Neuroscience october 2012; 13, 701-712.
- da Cunha AJ, Leite AJ, de Almeida IS. The pediatrician's role in the first thousand days of the child: the pursuitof healthy nutrition and development. J Pediatr (Rio J). 2015;91:S44-51.
- Denny L, Coles S, Blitz R. Fetal Alcohol Syndrome and Fetal Alcohol Spectrum Disorders. Am Fam Physician. 2017 Oct 15;96(8):515-522. PMID: 29094891.
- Dong L, Tian J, He S, Zhu C, Wang J, Liu C, et al. Possible Vertical Transmission of SARS-CoV-2 From an Infected Mother to Her Newborn. JAMA [Internet]. 2020 Mar 26 [cited 2020 Aug 30];323(18):1846-1848. Available from: https://jamanetwork.com/journals/jama/fullarticle/2763853.
- Drugs.com. FDA Pregnancy Risk Information: An Update. Disponível em: https://www.drugs.com/pregnancy-categories.html#prévious acesso em 06/11/2016.
- Eberhardt CS, Blanchard-Rohner G, Lemaître B, Boukrid M, Combescure C, Othenin-Girard V et al. Maternal Immunization Earlier in Pregnancy Maximizes Antibody Transfer and Expected Infant Seropositivity Against Pertussis. Clinical Infectious Diseases 2016:62 (1 April).
- Eberhardt CS, Blanchard-Rohner G, Lemaître B, Boukrid M, Combescure C, Othenin-Girard V, Chilin A, Petre J, de Tejada BM and Siegrist CA. Maternal Immunization Earlier in Pregnancy Maximizes Antibody Transfer and Expected Infant Seropositivity Against Pertussis. Clinical Infectious Diseases 2016:62 (1 April).
- European Food Safety Authority (EFSA). Scientific Opinion on the substantiation of a health claim related to DHA and contribution to normal brain development. EFSA Journal 2014;12(10):3840.
- Faria MM, Pettersen E.Infecção pelo Herpes simples e gestação. In:Couto JCF. Infecções Perinatais. Rio de Janeiro: Guanabara Koogan, 2006. p.443-471.
- Federal Register. Content and Format of Labeling for Human Prescription Drug and Biological Products; Requirements for Pregnancy and Lactation Labeling. Disponível em: https://www.federalregister.gov/documents/2014/12/04/2014-28241/content-and-format-of-labeling-for--human-prescription-drug-and-biological-products-requirements-for acesso em 06/11/2016.
- Fundação March of Dimes Centro Latino-Americano de Perinatología / Saúde da Mulher e Reprodutiva. Organização Pan-Americana da Saúde / Organização Mundial da Saúde. 2010. Infecções perinatais transmitidas de mãe para filho. Material educativo para a equipe de saúde. Publicação Científica CLAP/SMR N°1567.03.
- Gatto CI, Tochetto TM. Deficiência auditiva infantil: implicações e soluções. Rev CEFAC, São Paulo, v.9, n.1, 110-15, jan-mar, 2007.
- Gordon M, Kagalwala T, Rezk K, Rawlinson R, Ahmed MI, Guleri A. Rapid systematic review of neonatal COVID-19 including a case of presumed vertical transmission BMJ Paediatrics

- Open BMJ Paediatrics Open [Internet]. 2020 [cited 2020 Aug 30];4:e000718. Disponível em: https://bmjpaedsopen.bmj.com/content/bmjpo/4/1/e000718.full.pdf acesso em 10/10/2021.
- Guimarães AF, Silva SMCS. Necessidades e recomendações nutricionais na gestação. Cadernos' Centro Universitário S. Camilo, São Paulo, v. 9, n. 2, p. 36-49, abr./jun, 2003. Disponível em: http://bvsms.saude.gov.br/bvs/is_digital/is_0403/pdf/IS23(4)120.pdf acesso em 06/07/2016.
- Hsu LPR. A importância do metilfolato na prevenção dos defeitos abertos do tubo neural. Femina 2020;48(3): 134-8.
- https://www.cdc.gov/ncbddd/fasd/alcohol-use.html.
- Husson RN, Comeau AM, Hoff R. Diagnosis of human immunodeficiency vírus infection in infants and children. Pediatrics 1990; 86:1-10.
- Iaconelli V. Depressão pós-parto, psicose pós-parto e tristeza materna. Revista Pediatria Moderna, v. 41, n. 4, jul./ago. 2005.
- Iriart JAB. Medicina de precisão/medicina personalizada: análise crítica dos movimentos de transformação da biomedicina no início do século XXI. Cad. Saúde Pública 2019; 35(3):e00153118.
- Jablonka E, Raz G. Transgenerational epigenetic inheritance: prevalence, mechanisms, and implications for the study of heredity and evolution. Q Rev Biol. 2009;84(2):131-76. Kalliomaki, M. & Isolauri, E. Role of intestinal flora in the development of allergy. Curr. Opin. Allergy Clin. Immunol. 3,15–20 (2003).
- Kalliomaki, M. & Isolauri, E. Role of intestinal flora in the development of allergy. Curr. Opin. Allergy Clin. Immunol. 3, 15–20 (2003).
- Kuhn S, Twele-Montecinos L, MacDonald J, Webster P and Law B. Case report: probable transmission of vaccine strain of yellow fever virus to an infant via breast milk. Canadian Medical Association Journal, 2011.
- Leite JM, Ferreira QTM. Rubéola e Gestação. In: Couto JCF. Infecções Perinatais. Rio de Janeiro: Guanabara Koogan, 2006. p.125-134.
- Lucyk JM, Furumoto RV. Necessidades nutricionais e consumo alimentar na gestação:uma revisão.Com. Ciências Saúde.2008;19(4):353-363.Disponível em http://www.escs.edu.br/pesquisa/revista/2008Vol19_4art07necessidades.pdf acesso em 06/07/2016.
- Maseda N, Campbell. Prenatal Pediatric Visit. In: McInerny TK, Adam HM, Campbell DE, DeWitt TG, Foy JM, Kamat DM. American Academy of Pediatrics Textbook of Pediatric Care. Disponível em: https://pediatriccare.solutions.aap.org/chapter.aspx?sectionid=139978096&bookid=1626 acesso em 08/09/2021.
- McAuley JB. Congenital Toxoplasmosis. J Pediatric Infect Dis Soc. 2014 Sep; 3(Suppl 1): S30–S35.
- Melo VH, Pires do Rio SM. Federação Brasileira das Associações de Ginecologia e Obstetrícia. Projeto Diretrizes. Assistência Pré-natal. Associação Médica Brasileira e Conselho Federal de Medicina. 2006. Disponível em: https://diretrizes.amb.org.br/_BibliotecaAntiga/assistencia-pre-natal.pdf acesso em 06/07/2016.
- Monath TP, Centron MS, Teuwen DE. Yellow fever. In: Plotkin AS, Orestein WA, editores. Vaccines. 5. ed. Philadelphia: WB Saunders; 2008. p. 959-1055.
- Moreira Neto AR, Córdoba JCM, Peraçoli JC. Etiologia da restrição de crescimento intrauterino (RCIU). Com. Ciências Saúde – 22 Sup 1:S21-S30, 2011.
- Nguyen PH, Gonzalez-Casanova I, Young MF, Truong TV, Hoang H, Nguyen H, Nguyen S, DiGirolamo AM, Martorell R, Ramakrishnan U. Preconception Micronutrient Supplementation with Iron and Folic Acid Compared with Folic Acid Alone Affects Linear Growth and Fine Motor Development at 2 Years of Age: A Randomized Controlled Trial in Vietnam. J Nutr. 2017 Aug;147(8):1593-1601. doi: 10.3945/jn.117.250597. Epub 2017 Jun 14. PMID: 28615372.

- Nomura. Programação Fetal das Doenças in: Zugaib M. Medicina Fetal. 3 ed., São Paulo: Atheneu Editora, 2012.
- Oliveira DS, Lopes RCS. Implicações emocionais da chegada de um irmão para o primogênito: uma revisão da literatura. Psicologia em Estudo, Maringá, v. 15, n. 1, p. 97-106, jan./mar. 2010.
- One Thousand Days. Disponível em https://thousanddays.org/ Acesso em 30/10/2021.
- Organização Mundial de Saúde. WHO recommendations on newborn health: guidelines approved by the WHO Guidelines Review Committee. Geneva: OMS; 2017.
- Paulson JF, Bazemore SD. Prenatal and postpartum depression in fathers and its association with maternal depression: a meta-analysis. JAMA. 2010 May 19;303(19):1961-9. doi: 10.1001/jama.2010.605. PMID: 20483973.
- Penholati RRM, Boroni JD, Carvalho EAA. Consulta pediátrica pré-natal. Revista Médica de Minas Gerais 2014; 24(2): 254-261. DOI: 10.5935/2238-3182.20140059.
- Pickering LK, Baker CJ, Kimberlin DW. Red Book: 2015. Report of the Committee on Infectious Diseases, ed 30, Elk Gove Villages, IL, 2015, American Academy of Pediatrics.
- Rautava S. Collado MC, Salminen S, Isolauri E. Probiotics modulate host-microbe interaction in the placenta and fetal gut: a randomized, double-blind, placebo-controlled trial. Neonatology.2012;102(3):178-84. Epub 2012 Jul 6.
- Rego JD. Assistência aos Pais de recém-nascidos prematuros, doentes e malformados. São Paulo: Nestlé – Serviço de Informação Científica, 1991.s.1 (Temas de Pediatria, 48).
- Sato HK, Sanajotta AT, Moraes JC, Andrade JQ, Duarte G, Cervi MC, et al. São Paulo Study Group for Effects of Rubella Vaccination During Pregnancy. Rubella vaccination of unknowingly pregnant women: the São Paulo experience, 2001. J Infect Dis. 2011 Sep 1;204 Suppl 2:S737-44. doi: 10.1093/infdis/jir419.
- Schor EL; American Academy of Pediatrics Task Force on the Family. Family pediatrics: report of the Task Force on the Family. Pediatrics. 2003 Jun;111(6 Pt 2):1541-71. PMID: 12777595.
- Schüler-Faccini L, Sansaverino MT, Abeche AM, Vianna FS, Silva AA. Manual de teratogênese em humanos. Rio de Janeiro: FEBRASGO; 2011.
- Sociedade Brasileira de Oftalmologia Pediátrica. Teste do Olhinho. Disponível em: http://www.sbop.com.br/webforms/interna.aspx?campo=60 Acesso em 07/12/2016.
- Sociedade Brasileira de Pediatria (SBP). Departamento Científico de Imunizações. Febre amarela: Nota Informativa. Disponível em: http://www.sbp.com.br/src/uploads/2017/02/Documento_cient_febre_amarela.pdf acesso em 10/02/2017.
- Sociedade Brasileira de Pediatria (SBP). Departamento Científico de Aleitamento Materno. Doenças maternas infecciosas e amamentação. Disponível em: http://www.sbp.com.br/fileadmin/user_upload/Aleitamento_-_DoencMat_Infec_e_Amam.pdf.
- Sociedade Brasileira de Pediatria (SBP). Departamentos de Cardiologia e Neonatologia. Diagnóstico precoce de cardiopatia congênita crítica: oximetria de pulso como ferramenta de triagem neonatal. Disponível em: http://www.sbp.com.br/src/uploads/2015/02/diagnostico-precoce-oximetria.pdf acesso em 20/06/2016.
- Sociedade Brasileira de Pediatria (SBP). Departamentos de Neonatologia e Otorrinolaringologia. Teste da Linguinha não tem justificativa científica. Notas de esclarecimento. Disponível em: https://www.sbp.com.br/arquivo/teste-da-linguinha-nao-tem-justificativa-cientifica/ acesso em 20/09/2016.
- Sociedade Brasileira de Pediatria (SBP). Saúde de Crianças e Adolescentes na Era Digital. Disponível em http://www.sbp.com.br/src/uploads/2016/11/19166d-MOrient-Saude-Crian-e--Adolesc.pdf acesso em 05/11/2016.
- Souza FS, Cocco RR, Sarni ROS, Mallozi MC, Solé D. Prebióticos, probióticos e simbióticos na prevenção e tratamento das doenças alérgicas. Rev. paul. pediatr., São Paulo, v. 28, n. 1, Mar. 2010.

- Succi RCM, Farhat CK. Vacinação em situações especiais. Jornal de Pediatria – Vol. 82, Nº3(Supl), 2006.
- Swanson EC, Schleiss MR. Congenital Cytomegalovirus Infection: New Prospects for Prevention and Therapy for Pediatric Clinics of North America: Advances in Evaluation, Diagnosis and Treatment of Pediatric Infectious Disease. Pediatr Clin North Am. 2013 Apr; 60(2): 10.1016/j.pcl.2012.12.008.
- Szostak-Wegierek D. Intrauterine nutrition: long-term consequences for vascular health. Int J Womens Health. 2014; 6: 647–656.
- Valenzuela AB, Nieto SK. Ácidos grasos omega-6 y omega-3 en la nutrición perinatal: su importância em el desarrolho del sistema nervioso y visual. Rev Chil Pediatr. 2003; 74:149-57.
- Ventura CV, Maia M, Ventura BV, Van Der Linden V, Araújo EB, Ramos RC, Rocha MAW, Carvalho MDCG, Belfort Jr. R, Ventura LO. Ophthalmological findings in infants with microcephaly and presumable intra-uterus Zika virus infection. Arq Bras Oftalmol. 2016;79(1):1-3.
- World Health Organization (WHO). Appropriate technology for birth. The Lancet, Volume 326, Issue 8452, 1985, Pages 436-437, ISSN 0140-6736, https://doi.org/10.1016/S0140-6736(85)92750-3. acesso 28/10/2021.
- Yogman M, Lavin A, Cohen G; Committee On Psychosocial Aspects of Child and 3.Family Health. The Prenatal Visit. Pediatrics. 2018 Jul;142(1):e20181218.

Apêndices

☞ **Objetivos**

Oferecer modelos de relatórios e auxiliar em questões práticas no preparo para a ida à maternidade.

☞ **Conteúdo**

Sugestões de:
- Relatórios para imprimir e enviar para o obstetra e para o neonatologista
- Orientações impressas para a família sobre os cuidados com o seu bebê
- Composição da mala para levar para a maternidade.

APÊNDICE A: SUGESTÃO DE RELATÓRIO PARA ENCAMINHAR AO OBSTETRA

Consulta pediátrica pré-natal

Nome escolhido para a criança _____

Idade gestacional: ____ semanas

Data prevista para o parto: ___/___/___

Nome da mãe _____

Idade____ Grupo sanguíneo____ Fator Rh____

Profissão:

Nome do pai _____

Idade____ Grupo sanguíneo____ Fator Rh____

Profissão: _____

Atendi o casal encaminhado, sendo detectados os seguintes fatores associados a aumento de risco perinatal:
_____
_____
_____

Ofereci respostas às suas demandas, através de orientações sobre:

- A importância de seguir as recomendações obstétricas para resguardar a saúde fetal;
- A presença/ausência de riscos à saúde fetal na gestação atual;
- As vias de parto, sua repercussão sobre o RN e o respeito à indicação obstétrica da melhor via de parto para o binômio mãe-filho;

- A assistência pediátrica em sala de parto;
- A importância do início precoce do aleitamento materno, a técnica de amamentação, o manejo e a prevenção de fissuras em mamilos;
- A prevenção de doenças infecciosas através da vacinação da gestante e do seu núcleo familiar (estratégia casulo);
- Os cuidados com o recém-nascido e os sinais de alerta para a idade;
- Os testes de triagem neonatal;
- A necessidade do acompanhamento pediátrico, devendo a primeira consulta ser realizada dentro da primeira semana de vida.
- Resposta a outras demandas_____

Pediatra que realizou a consulta pré-natal: _____
Contato: _____

APÊNDICE B: SUGESTÃO DE RELATÓRIO PARA ENCAMINHAR AO NEONATOLOGISTA

Consulta pediátrica pré-natal

Nome escolhido para a criança _____
Idade gestacional: ____ semanas
Data prevista para o parto: ____/____/____
Nome da mãe _____
Idade_____ Grupo sanguíneo_____ Fator Rh_____ Profissão:_____
Nome do pai _____
Idade_____ Grupo sanguíneo_____ Fator Rh_____ Profissão:_____
Após realizar a consulta pré-natal, concluo que:
- A gestação transcorre bem, sem previsão de riscos perinatais
  ( ) não   ( ) sim _____
- Há envolvimento de fatores associados a aumento de risco perinatal
  ( ) não   ( ) sim _____
- A gestante usou as vacinas recomendadas na gestação
  ( ) não   ( ) sim _____
- Usou o ferro e o ácido fólico recomendados na gestação
  ( ) não   ( ) sim _____
- Usou outros fármacos durante a gestação
  ( ) não   ( ) sim _____
- Usou tabaco, álcool ou outras drogas na gestação
  ( ) não   ( ) sim _____
- Teve febre na gestação, foi exposta a radiação ou a outros teratógenos físicos?
  ( ) não   ( ) sim _____

- Estão presentes os seguintes fatores associados a aumento de riscos no período perinatal:
- Comorbidades prévias à gestação
   ( ) não   ( ) sim _____
- Intercorrências na gestação
   ( ) não   ( ) sim _____
- Sorologias positivas na gestação
   ( ) não   ( ) sim _____
- USG alterada (obstétrica ou morfológica)
   ( ) não   ( ) sim _____
- História familiar de doenças genéticas ou hereditárias
   ( ) não   ( ) sim _____

O casal foi orientado sobre a repercussão das vias de parto para a saúde do RN, a assistência pediátrica em sala de parto, a importância do início precoce do aleitamento materno, a técnica de amamentação, o manejo e a prevenção de fissuras em mamilos, os cuidados com o recém-nascido, os sinais de alerta para o RN e a necessidade do acompanhamento pediátrico, devendo a primeira consulta ser realizada dentro da primeira semana de vida.

Além disso, recebeu orientações sobre a presença/ausência de riscos à saúde fetal na gestação atual e em atenção às suas outras demandas específicas.

Pediatra que realizou a consulta pré-natal: _____

Contato: _____

APÊNDICE C: SUGESTÃO DE ORIENTAÇÕES PARA IMPRIMIR PARA A FAMÍLIA

Consulta pediátrica pré-natal – orientações para a família

Nome escolhido para a criança _____

Idade gestacional: _____ semanas

Data prevista para o parto: ____/____/_____

Nome da mãe _____

Idade_____ Grupo sanguíneo_____ Fator Rh_____ Profissão:_____

Nome do pai _____

Idade_____ Grupo sanguíneo_____ Fator Rh_____ Profissão:_____

Cuidados com a saúde materna no final da gestação

- Manter alimentação saudável (carnes magras, legumes, verduras, arroz, feijão, frutas, leite e derivados); descansar e dormir bem; evitar fumo e álcool.

Prevenção de doenças infecciosas

- Adotar a estratégia casulo ou *"cocoon"* – atualizar a vacinação dos componentes do núcleo familiar (pais, avós, irmãos mais velhos e cuidadores) contra influenza, coqueluche,

varicela (catapora), sarampo, caxumba e rubéola (vacina tríplice viral), doenças meningocócicas pelos sorotipos ACWY e B, objetivando reduzir o risco de o bebê contrair estas doenças e de ter complicações, uma vez que nesta idade ele ainda não pode receber estas vacinas;
- Lavar as mãos sempre que for cuidar do bebê;
- Evitar contato de pessoas doentes com o bebê.

Os tipos de parto e a escolha da maternidade
- O parto vaginal (normal) é considerado a melhor escolha para o bebê e para a mãe, mas o obstetra individualizará o caso e fará a indicação;
- Escolher uma maternidade que tenha pediatra em sala de parto e se houver risco para prematuridade ou outros, o parto deverá ocorrer em hospital com UTI neonatal e para adultos. Seguir as orientações do obstetra;
- Só receber visitas quando estiver se sentindo bem, sem dor e sem desconforto. Assim será mais agradável receber a família e os amigos.

A amamentação – importante para a mãe e para o filho
- Cuidar das mamas (não usar sabão, cremes, óleos ou buchas nos mamilos); fazer exercícios para mamilos planos ou intrusos; usar sutiã de sustentação com abertura na região mamilar;
- Para algumas mulheres, as mamas podem aumentar e ter produção de leite desde os primeiros meses de gestação, porém para outras o aumento das mamas pode ser mais tardio. A descida do leite materno ocorre geralmente nas primeiras 24 a 72 horas do parto (mais tardia se a via de parto for cesariana);
- Durante a amamentação, a mãe e o bebê devem estar confortáveis, relaxados; preferir a posição "barriga - com - barriga"; o bebê deve abocanhar parte da aréola e não apenas o mamilo, para evitar fissuras (rachaduras);
- Não é necessário segurar ou comprimir o seio;
- Toda mãe produz um leite adequado para suprir as necessidades do seu filho, não existe leite "fraco";
- Algumas situações podem reduzir a produção de LM: ansiedade materna; algumas medicações (consulte o seu médico); sucção deficiente do bebê ao seio; uso de mamadeiras e chupetas; introdução de outros alimentos na dieta do bebê, principalmente se for oferecido com mamadeira; crenças populares (leite fraco, mama toda hora porque o leite não sustenta) e pressões familiares sobre a mãe inexperiente;
- O bebê mama com mais frequência nos três primeiros meses de vida, porque as suas necessidades nutricionais são maiores devido ao crescimento acelerado nesta idade, não sendo, portanto, um indicador de que "o leite é fraco e não sustenta a criança";
- Alguns fatores podem aumentar a produção de LM, como: sucção regular ao seio; não oferecer outros alimentos ao bebê; mãe tranquila, com o apoio das pessoas que convivem com ela e com ingesta adequada de líquidos.

O leite materno deve ser preferencialmente o único alimento oferecido ao bebê durante os primeiros seis meses de vida, porque oferece água, gorduras, açúcar proteínas, sais minerais e vitaminas em quantidade e qualidade superiores aos outros alimentos e necessárias para o bom desenvolvimento da criança, sendo, portanto, um alimento completo.

Os horários de oferta do leite materno são regulados pela livre demanda do bebê (sempre que ele quiser mamar), não devendo marcar horários nem duração da mamada. É necessário colocá-lo para "arrotar" depois de mamar. Não é preciso oferecer água nem chás e não se deve permitir que outra mulher amamente o bebê, ainda que seja da família e com saúde aparente, pelo risco de transmissão de doenças infecciosas que podem cursar sem sintomas e desta forma, nem a própria pessoa saber que as tem.

Caso seja necessário oferecer algum leite na maternidade, ou antes dos seis meses de idade, sinalizar para a equipe de saúde caso os pais tenham rinite alérgica/asma.

Particularidades dos recém-nascidos (RNs)
- Ocorre uma perda normal de peso nos primeiros dias de vida (até 10% do peso inicial), seguida de recuperação;
- Os espirros, os soluços, as cólicas e as regurgitações são normais nos primeiros meses de vida; o choro é normal e não necessariamente relacionado a dor e sofrimento; pode ser apenas uma forma de comunicação do bebê;
- A respiração normal do RN alterna respirações lentas e rápidas;
- O fígado e os rins são imaturos e o risco de complicações por medicamentos é maior nessa idade, por isso não deve usar remédios sem orientação médica;
- As fezes iniciais do RN são escuras (mecônio), passam por uma transição e aqueles em uso de LM exclusivo apresentam fezes de aspecto e consistência variáveis, mas geralmente são líquidas, amarelas e com "grumos" esbranquiçados, como se fossem pequenos pedaços de nata de leite;
- O sono é fracionado, com despertares frequentes; inicialmente "troca o dia pela noite", depois se adapta e ajusta o ritmo de sono por volta dos três meses.

Cuidados higiênicos
- Manejo do coto umbilical: usar álcool a 70% a cada troca de fraldas e não cobrir o umbigo com curativos e/ou faixas;
- Realizar trocas frequentes de fraldas e higienizar a pele com algodão e água, já que os lenços umedecidos podem manter a pele úmida e favorecer o crescimento de fungos; se usar lenços umedecidos, secar a pele com tecido macio em seguida; lavar as mãos antes e depois das trocas;
- As roupas devem ser adequadas ao clima (excesso de agasalhos pode causar aumento de temperatura no RN) e devem ser lavadas com sabão neutro, evitando o uso de amaciante.

Segurança e prevenção de acidentes
- Desde os primeiros dias de vida o RN deve ser transportado de forma segura, inclusive no retorno da maternidade para casa;
- O bebê deve dormir de barriga para cima, para evitar asfixia caso ele regurgite.

As visitas em casa

- Evitar visitas demoradas e barulho excessivo; procurar preservar o conforto do bebê e solicitar que as pessoas lavem as mãos antes de pegar nele, pois essa é a melhor maneira de evitar infecções; não beijar o bebê.

Acompanhamento do bebê: consultório ou serviços de emergência?

- O atendimento de emergência deve ser usado para crianças que adoeceram fora do horário de funcionamento do consultório do seu pediatra assistente, não sendo um espaço de orientações sobre ações da rotina como a alimentação, o crescimento e o desenvolvimento da criança; a cada vez que a criança retorna ao serviço de emergência é atendida por um pediatra diferente;
- Toda criança deve ter o seu pediatra que a conhece desde cedo e que desenvolve uma relação de empatia e confiança com a família.

A primeira consulta do bebê

- Deverá ser realizada depois da alta da maternidade, dentro da primeira semana de vida. A família deverá apresentar ao pediatra os resultados de exames da gestação e do recém-nascido, nomes de medicamentos usados, relatório da maternidade e os cartões de vacinas da mãe e do bebê.

As consultas de Puericultura

- O objetivo é acompanhar o crescimento (aumento do tamanho do corpo) e o desenvolvimento (aquisição e refinamento das funções, capacidade de realizar tarefas), visando detectar precocemente alterações que necessitem de intervenção. Além disso, outras ações são realizadas na puericultura, como prevenção de doenças e acidentes, orientações sobre vacinação, alimentação, saúde bucal, normas comportamentais e construção de hábitos saudáveis de vida, procurando adequar as orientações às necessidades da criança e ao contexto familiar.

Sinais de alerta que podem sugerir gravidade no RN

- Vômitos, diarreia, febre, distensão abdominal, letargia e ganho de peso insuficiente.

Felicidades à família!

Que a chegada de _____ marque momentos inesquecíveis e muito especiais!

APÊNDICE D: A MALA PARA LEVAR PARA A MATERNIDADE

O planejamento do tamanho das roupas é baseado nas ultrassonografias feitas próximo ao parto: bebês com menos de 3,0 kg usam tamanho RN e os maiores de 3,0 kg já podem usar roupinhas PP ou P. As roupas devem ser adequadas ao clima, mas, tanto no calor quanto no frio o bebê deve ser vestido com duas camadas de roupa, além de meias e luvas durante o primeiro mês. Preferir roupas abotoadas na frente e que não tenham que passar pela cabeça para facilitar vestir e trocar as fraldas.

O enxoval deve ser todo lavado com sabão neutro pelo menos 30 dias antes da data prevista para o parto, ou a partir dos seis a sete meses de gestação se houver risco para parto prematuro. Enxaguar bem e não usar amaciante. As etiquetas das roupas devem ser cortadas, pois podem incomodar o bebê e irritar sua pele.

Muitas maternidades tem uma lista própria para a gestante. Caso a maternidade escolhida não disponibilize uma lista, seguem sugestões abaixo:

A gestante deve fazer uma lista com todos os itens que pretende levar e fazer o *checklist* quando for arrumar a mala. Além das roupas, não esquecer:

- **Para uma admissão tranquila à maternidade:** documentos pessoais, carteira do plano de saúde; guia de internação do plano de saúde, quando fornecida anteriormente ao parto; cartão de pré-natal, resultados de exames do pré-natal, cartão de vacinação da gestante; CPF e RG do marido ou acompanhante responsável pela gestante;
- **Para registrar grandes momentos:** máquina fotográfica, filmadora e seus respectivos cabos, pilhas ou bateria extra e cartão extra de memória para fotos;
- **Para marcar a chegada do bebê:** enfeite de porta, lembrancinhas para mimar os amigos e familiares; livro de registros de visitas ao bebê; agenda de telefones para avisar às pessoas sobre o nascimento;
- **Para a mala do bebê:** organizar em conjuntos (um por dia) de duas camadas de roupas: um macacão ou calça e camisa, um *body*, uma camisa tipo "pagão", um par de meias, um par de sapatinhos e um par de luvas, e colocar em sacos plásticos limpos (do tipo que usa para alimentos) ou envelopes de plástico ou de tecido, confeccionados para essa finalidade;
- **Roupas:** levar quatro a cinco macacões com pés tamanho RN ou P; um conjunto para a saída da maternidade; quatro a cinco calças com pés ("mijão"); quatro a cinco *bodies* de mangas compridas ou camisas tipo "pagão"; duas mantas de algodão ou de linha; dois casaquinhos de linha ou lã (dependendo do clima);
    – seis pares de meias; seis sapatinhos e seis pares de luvas;
    – dois a três lençóis de berço e três cueiros.
- **Para higiene e apoio:**
    – Seis fraldas de tecido (para apoiar o bebê no ombro e colocá-lo para "arrotar" e para ajudar a secar o bebê depois do banho);
    – Seis "paninhos de boca";
    – Duas a três toalhas de banho com capuz;
    – Uma escovinha macia para cabelos;
    – Um creme para prevenção de assaduras;
    – Um pacote de fraldas tamanho RN (P).

Pode parecer muito, mas é sempre bom ter roupinhas de reserva para garantir trocas se houver algum imprevisto.

- **Para a mala da mamãe:** a permanência na maternidade dura em geral dois a três dias e a mãe necessita de roupas práticas, confortáveis e adequadas para receber visitas. Habitualmente são suficientes:

- Três a quatro conjuntos de camisolas com roupão ou penhoar ou, se preferir, três a quatro pijamas bem confortáveis (sempre com abertura na frente para facilitar a amamentação);
- Seis calcinhas grandes e confortáveis, que não apertem muito a barriga;
- Uma cinta pós-parto (conversar previamente com o obstetra sobre o melhor momento para iniciar o uso);
- Dois sutiãs de amamentação; conchas ou protetores para os seios;
- Chinelo de quarto ou sandália ou sapato sem salto bem seguro e confortável para andar (depois do parto é recomendável andar para melhorar o "inchaço" nos pés e para ajudar o intestino a funcionar);
- Produtos de higiene pessoal (escova de cabelos, shampoo, condicionador, sabonete, escova de dentes e creme dental);
- Um pacote de absorvente próprio para o pós-parto (é normal ter sangramento depois do parto, seja normal ou cesárea; geralmente a maternidade supre a necessidade de absorventes, mas é bom levar, se tiver uma marca preferida).
- Se usar lentes de contato não esquecer de levar os óculos pois algumas maternidades não permitem o uso de lentes de contato no centro cirúrgico.

- **Para um retorno tranquilo e seguro para casa:**
  - A roupa para a saída da maternidade deve ser folgada e confortável, já que a barriga não desaparece imediatamente depois do parto;
  - Não esquecer de equipar o carro com o bebê-conforto (assento para o bebê). Para evitar imprevistos, a instalação em seu carro deve ser testada assim que comprar o equipamento.

QUE VOLTAR PARA CASA COM O SEU BEBÊ SEJA A SUA MAIS LINDA VIAGEM!

Índice Remissivo

A

Abordagem
- de aspectos fisiológicos do RN, 86
- na anamnese, 80

Ácido(s)
- fólico, 18
- graxos essenciais, 18
- retinoico, 20

Acompanhamento do bebê, 88

Acúmulo de gordura, 27

Aferição da PA, 81

Agentes teratogênicos, 30
- biológicos, 30
- físicos, 30
- químicos, 30

Aleitamento materno, 31
- contraindicações ao, 33

Alimentação, 77
- da gestante, 83
- da nutriz, 19

Alimentos e medicamentos, 78

Alterações em USG morfológica sugestivas de malformações fetais/síndromes genéticas, 62

Amamentação, técnicas para, 32

Amniocentese diagnóstica transabdominal, 42

Antecipação de riscos e condutas, 61

Anti-inflamatórios não esteroides (AINES), 20

Antibióticos, 20

Anticoagulantes orais, 20

Antidepressivos, 20

Antifúngicos, 20

Antigenemia pp65, 48

Apoio à amamentação, 86

Arbovírus, 58

Aspectos gerais sobre os cuidados com o RN, 85

Assistência
- aos pais de crianças malformadas, 73
- pelo pediatra em sala de parto, 85

Avaliação
- de edema periférico, 81
- de risco para doenças infecciosas, 81

B

Baby blues, 66

Banhos e uso de cosméticos, 77

Barbitúricos, 20

Biópsia de vilo corial, 42

C

Cálculo da data provável do parto, 17

Cesárea, 84

Choro, 77

Citomegalovírus, 47

Cólicas, 77
Comunicação de notícias difíceis, 73
Consulta pediátrica
    pré-natal, 1, 79
        indicações, 15
    de rotina, 75
Consultório, 88
Contexto familiar, 63
COVID-19, 44
Cuidados com o coto umbilical, 77

D

Deficiência de ferro, 18
Deformação, 30
Dengue, 59
Depressão
    materna pós-parto, 66
    paterna pós-parto, 67
Desenvolvimento fetal com ênfase no 3º trimestre, 26
Disforia puerperal, 66
Dismorfogênese, 30
Displasia, 31
Disrupção, 30
Distúrbios do espectro da síndrome alcoólica fetal, 83
Doenças maternas prévias, 61
Dúvidas mais frequentes da família na primeira consulta, 77

E

Edema periférico, 81
Encaminhamentos para profissionais de referência, 88
Epigenética, 9, 11
Escolha
    da maternidade, 85
    do enxoval, 90
Estratégia casulo (*cocoon strategy*), 25, 87
Estreptococo do grupo B, 63

Exame(s)
    complementares no pré-natal, 37
    das mamas, 81
    de imagem, 38
    do feto, 81
    físico, 81
    laboratoriais, 37

F

Fatores
    de risco para sepse neonatal, 63
    familiares de risco à saúde da criança, 81
Fissuras, 33

G

Gestação
    múltipla, 62
    sem intercorrências e sem riscos previstos, 62
Gestante
    adolescente menor de 16 anos ou tem mais de 35 anos, 61
    primigesta ou multípara, 62
Glicemia de jejum, 39
Gravidez em alto e baixo risco, 31
    aspectos relacionados ao parto, 31
    características
        fetais, 31
        maternas, 31

H

Hb e Ht, 38
Hematopoiese, 27
Hepatite(s)
    B, 56
    C, 55
    virais, 55
Herpes simples 1 e 2, 53
Hipoglicemiantes orais, 20

História obstétrica, 80
HIV, 44
HTLV, 50

I

Identificação
    de determinantes sociais da saúde, 81
    dos pais, 80
Imunização
    ativa na gestação, 21
    da gestante, 21
    passiva na gestação, 25
Imunoglobulina
    anti-Rh, 25, 63
    humana contra o vírus varicela-zoster, 25
Incompatibilidade Rh/ABO, 63
Indicações da consulta pediátrica pré-natal, 15
Investigação complementar para malformações fetais e síndromes genéticas, 41

M

Malformação(ões), 30
    fetais, 41
Mamas ingurgitadas, 33
Mastite, 33
Medicina de precisão, 11
Medidas antropométricas, 78
1.100 dias, novo conceito, 12
Modulação dos genes, 11

N

Nascimento, 84, 85
Nutrição adequada para a gestante e a nutriz, 17

P

Parto
    e o nascimento, 84
    normal (vaginal) ou cesárea, 84

Pediatra no pré-natal, 5
Pega incorreta da região mamilo-areolar, 33
Percalços na amamentação, 33
Perinatologia, 5
Perturbação, 30
Peso, 81
Pesquisa do CMV em fluidos corporais, 48
Potencial teratogênico de uma droga, 20
Preparo da criança para a chegada do irmão, 69, 70
Prevenção, 3
    da síndrome alcoólica fetal, 83
    de doenças e acidentes, 77
    de doenças infecciosas, 87
Primeira(s)
    consulta de puericultura, 76
Primeiras vacinas, 78
Primeiros
    1.100 dias de vida, 9
    exames, 78
Proatividade, 3
Probióticos, 19
Procedimentos invasivos, 42
Programação fetal, 9
Proporções antropométricas, 27
Protocolo de avaliação do frênulo da língua em bebês, 35
Puericultura, 75
Puerpério, 65

Q

Quarto e o enxoval do bebê, 89
Quimioterápicos, 20

R

Relatos de experiência de gestantes, 1
Restrição de crescimento intrauterino, 3
    causas, 25
Riscos
    após o nascimento, 29

para o binômio materno-fetal no terceiro trimestre, 28

para prematuridade/baixo peso, 62

RNs PIG

assimétricos ou desproporcionais, 26

simétricos ou intrínsecos ou proporcionais ou hipoplásicos, 26

Rotina de exames complementares do Ministério da Saúde para o pré-natal, 37

RT-PCR, 48

S

SARS-CoV-2, 44

Sedativos, 20

Sepse neonatal, 63

Serviços de emergência, 88

Sífilis, 51

Síndrome(s)

alcoólica fetal, 83

da rubéola congênita, 52

genéticas, 41

Sistema

cardiovascular, 27

geniturinário, 28

imunológico, 28

nervoso, 28

respiratório, 27

Situações estressantes, 63

Sofrimento fetal crônico, 62

Sorologia

para hepatite B, 40

para hepatite C, 40

para toxoplasmose, 40

T

T. gondii, 49

Técnicas para amamentação, 32

Testagem anti-HIV, 39

Teste(s)

da bochechinha, 35

da linguinha, 35

da orelhinha, 35

de triagem neonatal, 34

do coraçãozinho, 35

do olhinho, 34

do pezinho, 34

do reflexo vermelho, 34

para falcemia, 39

sorológicos, 48

Tipagem sanguínea/fator Rh, 38

Toxina botulínica, 20

Translucência nucal, 41

Transmissão vertical

da hepatite

B, 56

C, 55

de arbovírus, 58

de infecções, 43

do citomegalovírus, 47

do herpes simples 1 e 2, 53

do HIV, 44

do HTLV, 50

do Sars-Cov-2/Covid-19, 44

do *T. gondii*, 49

do *Treponema pallidum*, 51

do vírus da rubéola, 52

Treponema pallidum, 51

Triagem auditiva neonatal por emissões otoacústicas, 35

Triagem

para CMV, 40

para estreptococos do grupo B, 63

para HTLV I e II, 40

U

Ultrassonografia

morfológica

do primeiro trimestre com Doppler, 41

fetal do segundo trimestre com cervicometria, 41

fetal do terceiro trimestre, 41
obstétrica, 38
Urina tipo 1 + Urocultura, 39
Uso de medicamentos e drogas na gestação, 20

V

Vacina(s)
    contra Covid-19, 22
    contra doenças meningocócicas, 22
    contra hepatite
        A, 22
        B, 22
    contra HPV, 23
    contra influenza, 22
    contra pneumococos, 22
    contraindicadas
        na gestação, 87
        para a nutriz, 87
    indicadas na rotina de pré-natal, 87
    produzidas com vírus vivos atenuados, 22
    que podem ser consideradas para administração a gestantes suscetíveis, 87
    recomendadas na gestação, 21
    tríplice bacteriana acelular do tipo adulto, 21
VDRL, 39
Vírus
    chikungunya, 58
    da rubéola, 52
    zika, 58